西藏醫學點滴

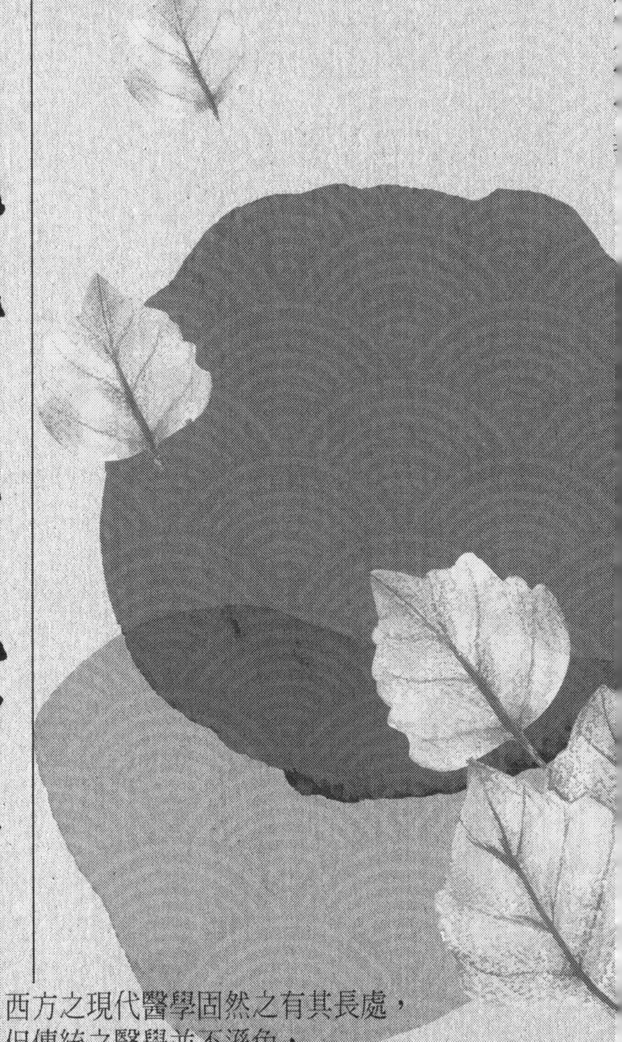

西方之現代醫學固然之有其長處，
但傳統之醫學並不遜色，
往往可以在不依靠現代科技的情況下
準確診斷出病因，醫癒很多病症。

編者的話

西藏傳統醫學是一種具有悠久歷史的整全性醫學體系，在國內外現今備受重視。

大藏寺祈竹仁寶哲自幼年隨川北著名醫僧塔熙甘青大師習醫，對藏醫學體系中之各種療法及藥物之療效方面有極深之認識。

這本書結集了祈竹仁寶哲於一九九九年四月，在香港爲一群中醫及傳統中國醫學之學生，就西藏醫學而作之漫談式講座的內容，經祈竹仁寶哲數次補充，再由編者翻譯整理而成，俾令有興趣之讀者對西藏醫學有概略性之認識。

由於編者對醫學並無深入之認識，在編譯上不免會有錯失之處，責任當屬編者。此外，本書之內容及出版目的純爲介紹西藏醫學，讀者自不宜視書中內容爲自學或自醫之教材及建議。

目錄

序

在我心目中，祈竹仁寶哲是一位醫者的典範！

我在一九九三年有幸認識了祈竹大師，由於大家對東方傳統醫學都有濃厚的興趣及一定程度的認識，自然就建立了深厚的交情。

這幾年來，我常有機會從旁觀摩大師診病。大師的精湛醫術及西藏醫學的深博，自然使我十分敬佩，而大師對每一位病人的至心關懷，尤如一己至親，這一點是最令我感動不已的。

記得有一次，大師因多月來奔波弘法而發燒抱恙在床，疲累得連說話也微弱無力，大師的弟子十分擔憂。這時候，一位捉襟見肘的陌生老人登門求診，大師的弟子自然建議他另約時間；大師把弟子叫入房內問明事由，就嚴厲地瞪了弟子一眼，二話不說便起床爲老人診病。最後，大師還送錢給老人，親自把老人送至門口，懇切叮囑他多吃補身的營養品。事後，大師的弟子因愛師心切，略有微言，但抱病的大師躺在床上喘息著訓示：「醫師必須視病人爲父母！你會忍心讓年老生病的母親多走一趟嗎？」我自一九七六年開始行醫，但這一幕情景卻是在我二十多年的學醫過程中最具震撼性的一節課！

大師在長年驛馬弘法之餘，還不斷在世界各地提倡捐血及臨終捐贈器官（在大師每年一度的公開講經法會上，都配合紅十字會現場接受聽眾捐血），又在內地邊遠地區開設免費診所及助學基金。這份魄力及悲心，是我這江湖郎中自愧不如的。

大師近年來講說醫學的內容現今結集出版，是東方傳統醫學界的大喜事；這文集無疑是讀者認識傳統西藏醫學的最佳指引。

容超榮

香港中醫師專業學會會長
港九中醫師公會永遠名譽會長

前言

世界上有多種不同的文化，在每一種文化中都發展出其獨特的醫學概念。雖然各種文化中的醫學有其共通的目的：爲了消除身與心的病痛，但因著文化背景之不同，各種醫學建基於不同的世界觀，發展出迴異之理論基礎，乃致診斷及治療的原理及方法可以有很大的差異。現代的西方醫學，採用的是對抗性療法，把人體的病痛個別地處理對治，使用的是由植物、動物或礦物中所提取抽出之個別元素，來達到療病的效果。傳統的醫學，包括藏醫、中醫及印度等古文化之醫療體系等，則把人的身與心視爲一個整體，著重的是身、心的各種元素之平衡，在醫療時並不把病症個別性去處理，而是致力於以各種方法令身心重新調整，以令其回復本來之平衡狀態，其採用的藥物往往是較天然的原始材料，例如草藥等等。

西方之現代醫學固然有其長處，例如外科手術及X光等診斷之方法；但傳統之醫學並不遜色，往往可以在不依靠現代科技的情況下準確診斷出病因，以傳統方法醫好很多病症而不需動用大手術，而且傳統醫學所採用的藥物絕大部份是毫無副作用的。

西藏傳統醫學是一種有悠久歷史的完整醫學體系，幾千年來利益了無數的西藏人民。近年來，有很多西方的醫學專家都開始研究藏醫學，尤其是對它的成藥療效及診斷學問感到的確有可供西方醫學借鏡的地方。在某些國家，西藏醫學之成藥已經成為西藥以外的一種代替品，受到很多崇尚自然健康的人士所熱衷採用。在中國，藏醫學也開始被器重，其中幾種療效卓著的成藥皆被國家肯定而獲得醫學界的多項獎項。

衲在年青時依隨川北嘉絨區的一位老法師學習佛法。家師是一個相當有名氣的藏醫，同時也是一位德高望重的僧人。在學習佛法的過程中，衲也同時學習傳統藏醫學，常常陪同家師上山採藥、幫忙製藥及在旁觀察家師為人診病，所以衲本身也成為一名藏醫。在後來的日子中，衲雖然偶有為人診病，但絕大部份的時間都是在做佛法上之工作，所以在醫術上的實踐方面並談不上有甚麼獨特的心得可以與大家分享。今天大家既然邀請衲作西藏醫學之演講，衲也就勉為其難地略為說一下，希望對大家的見識上有所增廣。

西藏醫學本身是一種十分淵博的學問，要把各類別之學問一一細說是不可能在短時間內完成的，所以衲會著重選講一些藏醫學比對中、西醫學之獨特之處。

在未談藏醫學的內容前，有必要先介紹一下藏醫學的歷史源流及發展過程。

西藏醫學源流

在佛教傳入西藏以前，西藏已有一定的醫學知識。在當時，西藏之醫學尚未形成一個完整的體系，有的只是較原始及片面的衛生及治療常識。

自西元三世紀左右，印度的傳統醫學開始傳入西藏，漸漸提昇了西藏醫學之水平。

在西元七世紀，藏王松贊干布（西元六一七～六五〇）引進了佛教及相關之文化。在其領導下，西藏創立了自已的文字。松贊干布與漢皇朝之文成公主聯婚，引入了漢地之文化，其中包括了漢醫知識。後又延請印度、漢地、波斯及希臘等國家的名醫入藏交流，各自譯著出其本土的醫學文化成爲藏語著作，又共同著成了一些醫學

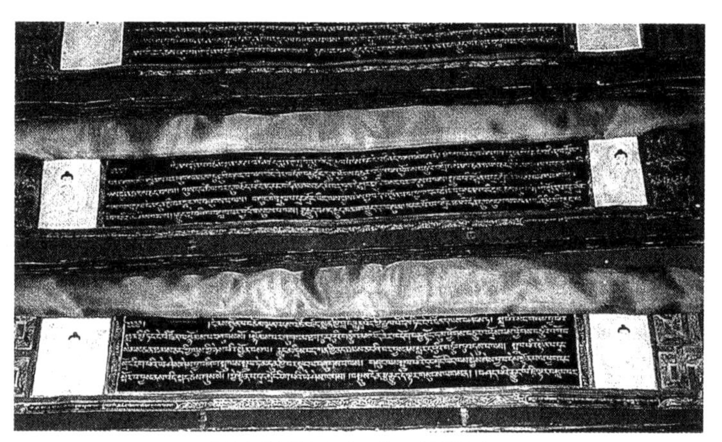

以金汁書寫之《四部醫續》

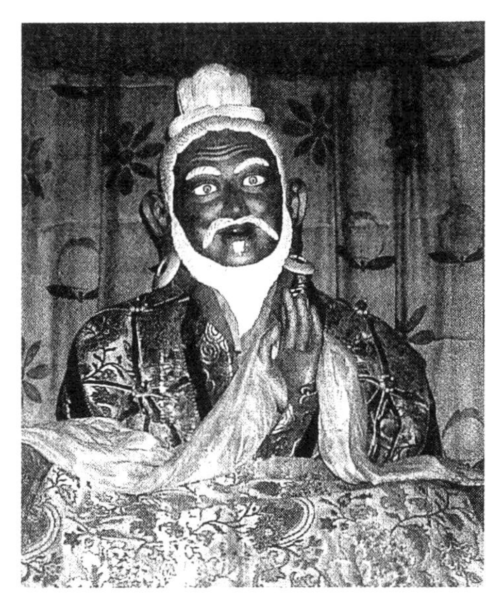

西藏醫學之父—玉妥雲登貢布（西元 708-815）

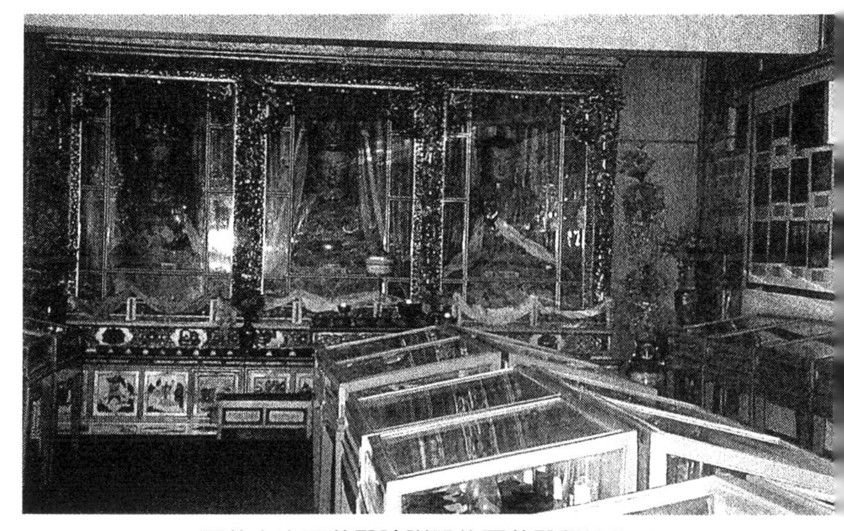

西藏自治區藏醫院附設的西藏醫學博物館

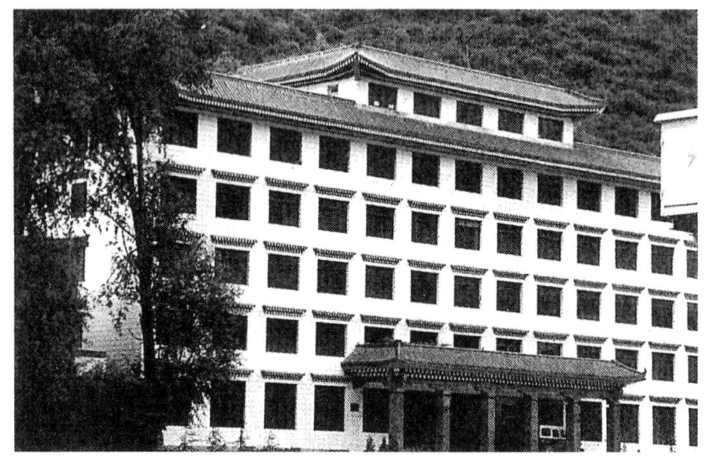

四川省阿壩藏族羌族自治州藏醫院

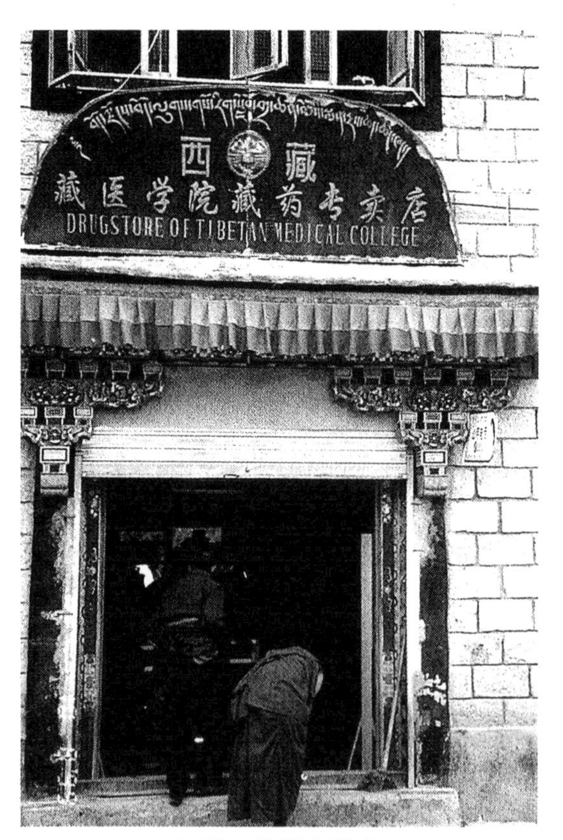

拉薩之藏葯專賣店

鉅著，集各國醫學文化之精華，遂形成了西藏醫學之雛型。松贊干布又頒布法令，大力推廣促進醫學之研究與傳授。

到了西元八世紀，當時的藏王赤松德贊亦極爲重視醫學文化，更由漢地、印度、尼泊爾、喀什米爾、波斯及土耳其等地請來了多位博學之醫師，透過翻譯、互相交流及印証與傳授醫學之方式，培養出第一批西藏醫學的醫師，同時也譯出了藏傳醫學中最重要之鉅著：《四部醫續》。

《四部醫續》是藏傳醫學的精華，分爲四個部份。第一部份爲生理學、病理、診斷等之知識；第二部份爲解剖學、胚胎學及醫德方面之學問；第三部份的內容主爲臨床學；第四部份主要爲製藥及療法方面之學問。

第一批被培養出來之西藏醫師約有三千位，分爲幾個等級水平。在此同時，各種動、植及礦物之藥用價値及使用方法已被確立，醫學之理論與實踐已正式成型，西藏醫學成爲了集西藏本地、印度、漢地及中東地區之醫學精華的獨特體系。

在這段時間，西藏出現了一名最傑出的醫學家，他的名字是玉妥雲登貢布。玉妥大師出身於醫學世家，其祖上三輩都是御醫。玉妥大師自三歲起學習醫術，一生中走遍西藏、內地五台山及印度等地，拜中外名醫爲師。他結合中外醫學精華，編著了大批醫學論著，在後世被尊爲「西藏醫學之父」。

到了西元十七世紀，西藏成立了「藥王山醫學院」，位於布達拉宮斜對面。這所學院以《四部醫續》爲主要教材，配合其他藏醫學著作並與實踐結合，歷年來培養出很多良醫。

在西元一九一六年，西藏又成立了「醫曆學院」，培養藏醫人材及提供門診服務，同時也負責製藥工作。

在近幾十年的政治變化中，拉薩之「葯王山醫學院」被完全破壞，但「醫曆學院」至今仍然繼續運作（註：已更名爲「西藏自治區藏醫院」）。

這間醫院近年來門診量每年高達三十萬人次，職工超過四百人，設有骨傷、消化、心腦血管、內科、婦兒及急診等十二個科室及肝膽、口腔及眼科等二十多個專科，又從國外引入了西醫科技所用之先進診斷器材。如果大家將來有機會到拉薩觀光，應該順道往這間大型醫院參觀一下。在它的二樓，設有供外界參觀的藏醫博物館，衲的弟子曾經往訪多次，他們都認爲這博物館十分值得參觀！

在拉薩，還有一間大型藏藥製造廠，現今配合較先進之製藥機器，出產藏藥成藥數百種，每年總產量高達七千多公斤。在一九八三年後，隨著國內政治的改革開放，藏傳醫學文化逐漸被恢復，西藏陸續成立了藏醫學校及設於大學內之藏醫學系等等，在其他藏民地區亦成立了較小型之藏醫院、藏醫培訓學院與製藥廠，衲聽說在廈門及北京等大城市，最近也設辦了藏醫門診所。在衲的家鄉，於一九九一年建立了「阿壩藏族羌族自治州藏醫院及藏醫藥研究所」，近年又在市集開設了一間門診部；在州內的若爾蓋地區，近年又開設了新的藏醫院及藏醫廠，衲在一九九四年曾經親往觀摩，其藏藥產品的效果是相當不錯。

在國外的藏民則在印度大吉嶺建立了新的「藥王山醫學院」，又在喜瑪拉雅山外圍之印度領土上建立了另一間「醫曆學院」。「藥王山醫學院」接受西藏人與外國人入學；「醫曆學院」則致力於製藥及研究工作，也同時培訓西藏青年成爲藏醫，更在印度各地設立逾四十所門診分部，平均每年爲五十萬人次進行醫療施藥。這間「醫曆學院」是海外的藏醫學教育、藏藥製造及藏醫門診權威。此外，在印度也有一些獨立經營的藏醫診所及製藥廠，其中一些也是有相當高水平的。

近年來，西方人士對傳統西藏醫學產生了濃厚的興趣，國內外曾分別多次派出了專家及名醫到西方國家講學，同時也有一些洋人學習西藏醫術。現今以西藏醫術行醫的洋人大有人在，其醫術水平絕對不比藏族醫師遜色。

以上爲西藏醫學之簡略曆史背景及近年之發展狀況。

西藏醫學之傳授

傳統藏醫學之授受，主要分爲師徒式教育及學院式教育兩種。兩種方式之中，以師徒式教育的歷史較爲悠久。在以前的西藏，大部份藏醫都是經由師徒式教育而培訓出來的。衲雖然取得了「醫曆學院」頒發之醫師資格，但卻從未正式受過學院式之藏醫教育。衲所懂的醫術主要也是以師徒傳承方式，由家師處學得的。

師徒式教育

大致上說，一位願收學徒的藏醫會有一至數位弟子。有些藏醫是在家人，所收的徒弟自然包括了自己的家人，同時也會攝受一些誠實可靠的年青人爲徒。醫僧則會選年青僧人中較適合習醫而又有興趣者爲徒。

在師徒式之教學關係中，師父與徒弟之關係尤如父子般之密切。通常師徒會在一起生活多年。在起初的階段，徒弟主要是背誦醫學上之著作，協助師長製藥、採藥及施醫，從旁觀察學習多年。在這階段上，爲徒的同時也從依師學習的過程中薰染了醫德的習氣。

由於傳統的藏醫多會自己上山採藥及自行製葯，徒弟便成了必然之助手，藏醫一年會有一次或以上的採藥行程，學徒也從中學習各種藥物的特性、生長地點及藥用價值，這種學習比起學院式之教育更爲有效。同時，徒弟也要充當師長在日常生活上之侍從，即使師長十分苛刻也一樣要忍受著。所以，這種教育方式不但是醫學學問之傳授，同時也是在訓練學徒之性格及涵養。

在學習約十年後，學徒便會開始實習，早期由師長在旁監督。在這種教育方式中，實踐佔了很重要的席位，十分利於把理論及實踐印合。

衲本身的藏醫學問便是出自家師之教導、隨師採葯及多年的侍奉在旁，從旁觀察家師診病及施醫而累積來的。可惜的是，衲一直並無太多機會在實踐方面得到更多的進步，所以在水準上遠遠比不上家師當年的水平！我們藏醫中有一句話：「久病的人所懂的比新學成的醫生還多！」在醫學上，實踐是十分重要的一環，所以藏醫會把行醫的情形視為持續之學習，並不認為自己已經學成畢業。

學院式教育

西藏醫學中的學院式教育，主要分為大寺院中之醫學培訓及一般的專業醫學院教育兩種。

在如青海塔爾寺及甘肅之拉卜楞寺等大型寺院中，大多設有醫學院教育，培訓寺中僧人成為藏醫學醫師。學僧必須首先背誦寺院之常用經文儀軌及有關醫學之著作，然後分等級及學年，依次學習醫學知識、診斷方法、治療方法及藥物學等，在每一級別上都要接受考核，由師長對學僧依成績作出表揚、建議或處罰。

在每年的適當季節，全體學僧必須隨師長登山採藥一段時期，回寺後再加以分類、辨認及製煉。

在五零年代前，寺院以外的專業醫學培訓學府，主要只有前面提過的「葯王山醫學院」及「醫曆學院」這兩間，學員主要是來自各寺院的優秀青年僧人及西藏軍部，學費由寺院及軍部負責，但也有自費求學的各地青年。

在專業醫學院中，學員主要是學習《四部醫續》及相關之醫典，配合師長之講解口授，定期接受師長之口試考核及辨認藥物之考試，同時也會定期集體上山採藥及集體製藥，從而學習藥物學，更要每周臨床觀察師長診病及實踐。整個學習過程也不會少於十年。在現今的國內外藏醫學院課程中，又加入了西醫之人體解剖學、病理學、藥物學及生理學等新立科目。在拉薩，現今既有專門之藏醫學院，也有附設於大學醫學系內之藏醫專科，其培訓之學生定期到藏醫院實習及見習；在九零年代初，成都中醫藥大學又開辦了藏醫大專班；在印度，「醫曆學院」每年亦培訓出很多青年藏醫　其發展及成果也是令人鼓舞的。

《四部醫續》與藏醫掛畫

在藏醫之培訓中，《四部醫續》是必修的著作，學員必須加以背誦及通曉。尤其在學院式的教學中，《四部醫續》及其有關著作更是最主要之教學素材。

在藏醫學文化中，有一種稱爲「醫畫」的掛圖，在藏語中稱爲 Men–Thang；Men 是「醫葯」的意思，Thang 是藏文 ThangKa 的縮寫，意爲「掛圖」。這種「醫畫」有極悠久的歷史，包括了所有與藏醫學有關的知識在內，所以成爲藏醫學中重要的培訓教學工具。

「醫畫」的材料爲亞麻布或同類畫布，繪製顏料全部是天然的顏料，例如金、銀、藤黃、紅花、松石等礦物與植物所製造之色料，所以能歷千年而不變色。每一幅掛畫在繪畫完成以後，會裱以織錦及各種繡花綢緞布料，色彩十分鮮艷。

整套的「醫畫」約近百幅，內容涵蓋了所有關於藏醫學的知識在內，有一些是描述藏醫學源流的、有些是歷代藏醫學傳承師長圖像、有些是養生保健的學問、有胚胎形成之逐週生長發展形態描圖、有人體解剖圖、骨骼結構、氣脈系統、血脈循環系統、內臟分佈及各器官功用圖、診脈方法及各種脈象描述、治療方法、飲食與健康之關係、死亡徵兆、各種藥物之療效、針灸療法及下灸部位、患病起因等等，全部以淺白易明之圖像表達，輔以少許解說文字。這種教學工具是極爲有效的，能令學員易於記憶、明瞭及吸收。在中醫及西醫文化中，雖然也有以圖畫協助教學的例子，但主要只是有關生理結構、內臟、骨骼等之圖像，似乎並無以圖像表達脈象，甚至包括醫德、歷史及診斷方法等的掛圖。這種涵括所有醫學知識（包括其歷史及傳承在內）的套圖，是藏醫學獨有的文化。這一套掛圖，在古代是極稀有的手繪精品，現今在市面上有藏漢文及藏英文版的精美複製品出售（註：稱爲《四部醫典系列掛圖全集》）。國外也有一本英語的藏醫介紹圖冊，裡面也印出了多張新繪的「醫畫」，另外附上頗爲淺白的解說介紹，是一本十分精美的印刷品（註：即 The Tibetan Art of Healing，見書末附頁）。

西藏醫學之醫德概念

由於西藏醫學本身與佛法有極爲密切之淵源，所以醫德之概念在西藏醫學中是很重要的一部份。在其他的醫學體系中，也或多或少地重視醫德，但在西藏醫學中的重視程度，遠比其他醫學體系爲甚。在其他醫學體系中，醫德與醫者之治病水準並不被視爲相連，但在西藏，人們投醫時選擇醫師必會先觀察其醫德，其醫技水準及知識反而只是次要的選擇準則。

就一位西藏醫師而言，他的行醫生涯並不只是一份職業，而是他的修持。所以，智慧與悲心是同等地被重視的。他不但要負責醫治病人的生理病痛，同時也擔當著照顧病者心靈健康的責任。在五零年代及以前，以藏醫作爲職業的人大多是虔誠的修行人，把自己的事業視爲利益眾生的個人修持，絕少會把行醫視爲維持生計的方法。

從事藏醫事業的人，自入門學習開始便會背誦出自《四部醫續》及相關醫典中的醫師戒誓，其中包括：對病者要施以慈悲、治病不能分親疏、治病施藥不能設定條件及固定回報、不貪錢財名利及不視病人之排泄物爲污穢等等。這些都是衲自幼學醫以來每天必須背誦的誓戒。《四部醫續》中亦提及醫師與醫師之間的關係、醫師之個人品德要求、醫師對徒弟的責任及治病之正確態度等等。此外，西藏醫學之父—玉妥雲登貢布曾經訓示：行醫者應把病者視爲父母，不謀私利，不貪女色，扶貧濟困、爲病人之私隱保密及尊重同業，這都是歷代藏醫的誓戒。

很多人認爲醫德雖然是重要，但治療效用與醫德並無關連。西藏醫學卻認爲一位醫師之能力與其品德有莫大的關係，甚至高於其醫學知識及技術水平等因素！衲本人就親身體驗過不少例子，有一位醫師不論在知識、經驗及技術上都是有極高造詣的，但看他的病人卻往往久病不癒，只有改看其他醫師，其他醫師知道前述醫師是極有知識及經驗的前輩，所以往往沿用同樣的處方及同樣的判斷，病人卻很快就好了！前後醫師所作之診斷結論及採用之葯方是一樣的，但效果卻有天淵之別，這就是醫者的德行高低所引發之分別！衲是一個很保守的人，所以現在所談的或許大家並不接受，衲卻依然照說，因爲傳統上的確是這樣教授的，衲也深信如此！一個技術及知識平平的醫生，如果他有眞正的慈悲心，他所開出的處方可能比一位沒有慈悲心，但技術與學識皆爲一流水平的醫師所開的處方更有療效！衲見過很多的醫師在技術及知識上只是一般水準，所開出的藥方也只是平平無奇，但療效卻十分大，這些就是有慈悲心與無慈悲心之分別！

衲在第一天開始學習醫術的時候，家師第一句的教授就是：「知識與技術只能令一個人成爲醫學上的專家，卻不能令他成爲一個良醫！只有在同時也具備慈悲心時，他才會成爲一位良醫！」在衲學成了告別家師的時候，他在臨別的一刻爲衲作了最後的一次開示：「我所教你的只能令你具備醫學知識，卻不能使你成爲良醫！只有慈悲心才能讓你成爲一位良醫！」這已是四十多年前的事了。在此以後，由於政治的變化，衲未再見上家師一面，但這一番開示卻言猶在耳，沒有一天不會想起！

由於醫德的要求，藏醫的收費制度也有其獨特之處：在傳統上，窮者求診是不可以收診金的，中等家境者視乎他們自己的發心而收適量診金，有錢的人則往往會發心捐獻較大的金額以補貼醫師對窮者之免費贈醫施藥。所以藏醫一般是沒有訂立診金金額的。在今天，很多藏醫仍然保持這個傳統，在印度的「醫曆學院」也一樣保持了這種制度，出家人及窮人免收診金，藥物則酌情減收少許或免費。衲本人一生中為人診病施藥，亦遵家師所訓，從未收費。衲準備在不久的將來，在四川大藏寺附近地區興建幾所負責贈醫施葯的藏醫診所，令偏遠地區的貧民能夠得到免費的醫療服務，同時也盡一己的微少力量去保存藏醫的優良傳統（註：見書末附頁）。

今天在場的人中，大多為信仰佛法的中、西醫及學習醫術的學生。現今的社會或許與以前不同了！大家可能覺得不設診金定額就不能維持生計。衲建議大家永遠要把病人的利益與幸福放在首位，個人的生計頂多只可視作次等重要！否則即使技術及學識再好，也不能成為一位良醫！要成為一位良醫，就不能以世俗名利態度處世。一位良醫與一個世俗的人剛剛相反：醫師要把病人放在第一，自己之利益放在最後！大家應該把行醫視作個人的修持，而不是一種求取名利及糊口的工具！如果以世俗名利心態行醫，就永不可能成爲一位良醫。

在醫德方面，還有一點值得與大家談談的。衲的弟子中有好幾位是西醫。他們在判斷到一位病人並無生存希望的時候，一般都不會直接告訴病者。這一點與藏醫完全相反！衲總覺得這是很有趣味的地方，或許它正反映出東西方文化不同之處！

以前西藏人幾乎全部都是信仰佛法的。佛法中視死亡爲另一個生命的開始、輪迴中的一個過程，而非一個終結。西藏人不論僧俗都對佛法及輪迴有極堅定的信仰。死亡只被視爲一種轉變，並非一個終結。所以西藏人對死亡似乎比西方人看得更爲豁達自在。

藏醫在診斷到病者不可能痊癒的時候，往往會直接告知。他們一般不會提到「死」這一個字，通常是向病者說：「你最好準備一下行李，準備步上旅程吧！」藏醫一般都十分直接，毫不隱瞞病者，不會給予錯誤的希望予病人。在西藏的文化中，也許這樣做是最恰當的。病患可以有時間處理遺產、交代後事及精進於佛法上之修持，放下對世間親人及財產之執愛，以準備迎接死亡及來生。對西藏人而言，死亡並非壞事，它只是一種變幻而已！

衲聽說西醫中的醫德準則是不告訴病人將會死亡的訊息。這一點與藏醫剛好相反，反映出不同文化中的人對死亡有完全不同的看法。

西藏醫學之基礎理論

西藏醫學的基礎理論與西方醫學截然不同，其中部份與中醫理論是相符合的，但又有一些具有獨特不同的概念。

在西藏醫學中，對胚胎形成之過程有極爲精確的描述。在古西藏的醫典中，早有記載婦女受孕及胚胎自受精後每週的發育情況。這些詳盡細緻的描述，令現今的西方醫學研究者深表驚訝。

對死亡的過程，西藏也有甚爲精確的學問。對佛教徒來說，預先瞭解臨終的過程細節其實是很重要的。在西方，很多人都喜歡向西藏僧人及醫師討教有關死亡的過程；但在東南亞，很多人對談論死亡有些忌諱，所以我們現在不談這方面了。

對人體解剖生理學，藏醫體系中也有很準確的資料。藏醫學把人體區分為七種基質及三種穢質：血、唾液、脂肪、肌肉、精、骨及骨髓為七基質，汗、尿及糞便為三穢質。這些物質在體內有一定的量，過多或過少及相互間之平衡失調都會引致疾病。此外，藏醫對人體骨骼結構、五臟六腑及肌肉組織等的學問也完整而準確，與現代科學研究結果不謀而合，但這些學問卻比西方科學早了千多年就形成了。

在藏醫學中，經絡系統是很重要的一門學問，這一點與中醫學是相似的。經絡可以被歸納為黑脈與白脈兩組。黑脈又分為跳動脈與不跳動脈兩類，全部由心臟向身體各部份伸展。白脈源自腦部，如榕樹根般向下延伸而遍佈全身。這些經絡，是藏醫學的關鍵。在放血或針灸時，都必須依據經絡系統學問而進行。身體及精神上的病症，也大多與經絡有直接的關係。

人體的生理與心理功能由三大元素所維持，即「隆」（loong）、「赤巴」（tripa）「培根」（beygen）。這三種元素的形成與地、水、火、風四大元素有直接的關連。在正常健康的情況下，三者是相互平衡而協調地運作的。如果有內在因素（年老等因素）

或外在因素（季節變化、起居飲食等因素）導致這三者之其一或幾種過盛或過弱，三者的平衡狀態便會失調，從而引致七基質及三穢質之不平衡，進而演變成身心的病症。藏醫的工作，便是透過施藥或其他療法，把各元素調整至本來之協調平衡狀態，從而令身體重獲健康。

「隆」是推動人體機能的動力。它基本上就等於中醫學中所說的「氣」，但在細節定義上或許有些微的差異。肉眼雖然看不到氣的存在，但它是的確存在的一種元素。它無形態、無味、無色，但可以由脈診等方法探測得知。氣的原始元素是四大元素中的風大。即使在這間講堂中，也充滿了氣，只是我們看不見而已！風大是四大元素中最重要的一個，它是整個宇宙運作的基礎，例如星體運作之軌跡、速度及相互間之適當距離等都是由風大這元素所維持的。

身心的各種病痛，大多都與氣有關。在醫學上，如果不承認氣的存在，或對它的認識不夠，任何診斷及治療頂多只能達到次等的水平。所以，一個對氣缺乏認識的醫學體系，並不能說是一個完整的理論體系。西方醫學現今已達到極高的水平，有著極多的科學儀器，也能做到很多傳統醫學辦不到的事情，但卻偏偏缺乏了對氣的認識。如果西方醫學有一天承認了氣脈的存在，配合氣脈學問及他們的先進科技，肯定會令人類醫學發展達到想像不到的水平！

氣充斥於人體內所有部位，聚集於腦、心及骨骼中而運行於體內之經脈。它維持肢體活動、呼吸、思維感覺、排泄、分解食物及血液之循環。氣又可細分為五種：持命氣、上行氣、遍住氣、下泄氣及伴火氣。持命氣支配吞咽、呼吸等動作及五官之反射，與精神心智有直接關連；上行氣支配口語及記憶力；遍住氣遊走於全身，支配肢體動作及面部表情等；下泄氣在肛門、大腸、膀胱等部位運行，支配大小便排泄、精液生產及運輸及婦女分娩等功能；伴火氣運行於胃、肝、腸及膀胱之範圍，支配消化食物及運送營養等人體功能。

「赤巴」的功能是調節體溫及主持消化。洋人多把「赤巴」譯為「膽汁」(bile)，衲認為這是不正確的譯法。「赤巴」是一種元素、一個概念，它的確與膽汁有關，卻並不是一種如「膽汁」般的實質。有些學過中醫的弟子說，藏醫學所說之「赤巴」概念等同中醫學中所說的「火」，這說法似乎是正確的。

「赤巴」本身有熱的特性，由四大元素中之火大所產生，它又可細分為五種：

能消赤巴、變色赤巴、能作赤巴、能視赤巴及明色赤巴。能消赤巴位處於胃部，支配消化及產生熱能；變色赤巴住於肝臟，血液、糞便及膽汁中的色素是由它產生的；能作赤巴位於心部，與情緒變化有關連；能視赤巴位於眼部，令眼睛感官有辨別觀視之功能；明色赤巴遍佈於人體表皮，支配皮膚光澤及氣色。

「培根」由原始四元素中之水大及地大產生，與人體的體液分泌有關。洋人把「培根」譯爲「痰」（phlegm），這並非正確的翻譯。「培根」這元素，廣泛包含了津液及其機能。「培根」也可細分爲五種：能依培根的作用是調節其他四種「培根」，令它們運作正常協調；能化培根負責配合伴火氣及能化赤巴令食物消化；能味培根主管舌根辨味之功能；能足培根位於頭部，支配情緒反應；能合培根分佈骨骼關節內，作用是令骨骼連合及令關節活動順暢靈活。

以上所說的三元素理論，是西藏醫學立說之基礎。任何病症，都源出於三元素之異常狀況。一般來說，赤巴病屬於熱症，氣病及「培根」病多爲寒症。三元素與三種「內病」（即貪念、瞋恨及愚痴）相關，貪念盛強是氣類病的內在導因；瞋恨、性急及發脾氣是「赤巴」類病之內因；肥胖及睡眠過度等是「培根」類病的主因。這裡所說的氣類病、「赤巴」類病及「培根」類病是簡化了的說法，在實際情況中，病況當然是非單一性的複雜情況。

這三種元素的自然平衡是不斷在調節的，例如年青小孩體內的元素多是以培根爲強的，年老者則以氣爲強。此外，三元素理論亦可套用於觀察人的體質：天生體質氣盛的人一般會比較瘦弱、膚黑、怕冷、喜吃酸苦味食物、易患感冒及氣喘等病；體質以「赤巴」爲盛的人體型中等、聰明、易怒、多汗、急性子、易患頭痛及發燒等病；「培根」強盛的人大多偏胖、膚白、較懶、易患腎病及發冷。以上所介紹的只是最簡化的說法，大部份人的體質是兩種元素的混合型。因應不同之體質、季節及生活習慣，藏醫學在養生及保健方面都有不同的相應措施。

疾病的形成，主要的內因是貪、瞋、痴等三種「心病」。有了這些內因，又碰上了飲食不當（如食用過多涼性或燥性食物等因素，體內的三元素、七基質及三穢質就會出現失調的情況）、氣候變化、細菌入侵等外緣及輔因時，病就會在體內蓄養待發，到被誘發時就成爲疾病了。所謂失調，就是說某種物質過多、過少或運作反常等三種情況之一。失調的現象往往也不會是單一出現的，例如在氣弱時，「培根」往往就會出現過盛的現象，因爲此二者是相互剋制的，其他元素、基質與穢質的相互影響一樣是這個道理。

藏醫把病症歸納爲四百零四種類，每一類又包括了多種病症在內，但它們不外乎是三元素、七基質及三穢質的異常所致，歸根究底都是與三元素有關的，但亦可歸納爲寒症與熱症。西藏醫學中的診斷學，主要就是建基於三元素理論之上的。在色診時，醫師依病者的面色而判斷所患病症之性質，例如說臉色白而無血者，多是「培根」失調的情況。在尿診時，醫師若見病人尿液色淡而泡多或發藍，若脈診及色診判斷結果相符，則可判爲氣類病。在脈診學中，也一樣是根據三元素各別失調時之脈搏跳動特徵而斷症的。

藏醫治療方面的理論也是與三元素理論有關的。醫師依病症之屬類及寒熱而下葯，寒者暖之，熱者涼之，分別配以方劑或其他療法對治；若在三元素都失調時，則要依各別病況輕重及主次而治療。

西藏醫學在胚胎學、病因及病理學方面都有一定的水平，絕對不比現代科學遜色！衲剛才所說的只是極度簡化了的介紹。在短短的演講時間內，是不可能把這幾門學問之精確細微處表達出來。如果大家有機會學習藏醫理論，衲肯定您們會對其精確的內容感到驚嘆。有很多學過西醫的人，在研究歷史悠久的西藏醫學時，都驚嘆它在人體結構、胚胎發展及體內系統運作方面的認識之深度。

西藏曆法與醫學之關係

西藏的曆學其實也包括了天文學及地理學在內。它與西藏傳統醫學的關係十分密切，所以藏醫的學習範圍也包括了曆法在內。

一年分爲四季，共有十二個月及分得更爲細微的節令。人的身體及宇宙萬物由地、水、火及風四大元素所組成。天體的運行影響著天氣變化及外在的四大元素，所以對人體及宇宙萬物都有甚深的影響。由粗顯的層面說，大地上的植物是明顯地受季節氣候所影響的，所以在春天會生長，在冬天會凋謝。同樣的，山、河、大地、礦物及動物也一樣受到日、月、星辰的運作及地理環境所影響。這其實不是太難被理解及接受的一種自然規則。隨著天體的運行，天氣就產生微妙的變化，而宇宙中的各種元素也有相應產生細微的變化，有時某種元素盛強，有時則衰弱，從而又影響著四種元素的平衡狀態。不但外在的四大元素受著星體運作及地理的牽引，我們體內的四大元素也是一樣，而外在與內在的四大元素又存在著互相牽引的關係。

學習曆學的人，就是研究日、月、星辰的運作規則，它們相互之組合關係，這些組合對外在與內在的四大元素之影響及外在與內在的元素之牽引關係。藏曆學包含了白曆（陽曆）及黑曆（陰曆）；其中涵括了印度及漢地的天文學、地理學與曆法學問在內。曆學並非一門簡單的學問，必需苦學多年才能略有所成！

一個有經驗及學問的藏醫在把脈時，會把節令、氣候及地理等因素對脈象、身體狀況、外在及內在元素之影響，與外在對內在元素的微妙影響等因素也列入考慮範圍，這樣才可以得出最精確無誤的判斷。

如果一位藏醫只通脈理，卻不懂曆學，他的斷症準繩頂多只能達到一種粗略的估計。這位藏醫對病症的寒熱及體質的強弱當然也能說得出來，但卻永不可能達到最高的準確精微度！

在製造藏葯時，在甚麼時候採葯也是一種學問。植物在不同季節，甚至在同

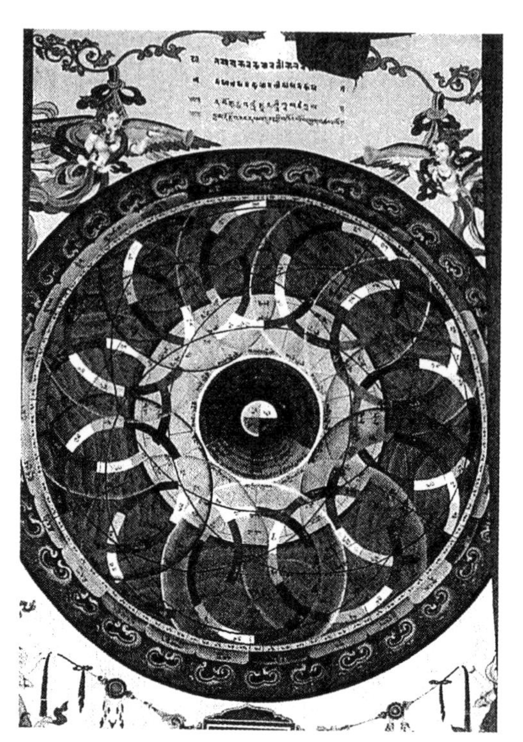

醫畫掛圖之一——天文曆算軌則

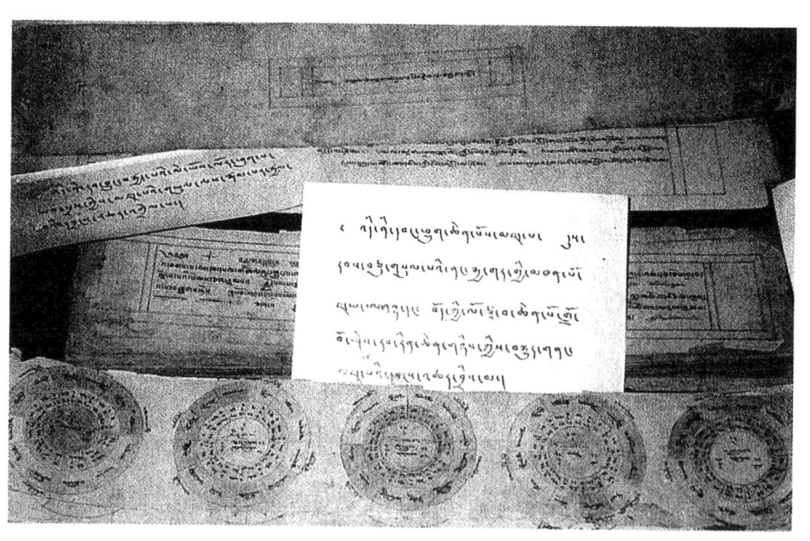

西藏醫學中有關天文曆算學之傳統教材

一天內的不同時間，葯性會有微妙的差異，效用也有不同。一個頂級水平的老藏醫多會自己負責採葯，對採集的時間及季節是很謹慎講究的。

在治療病者的時候，也一樣要考慮曆學的因素，例如何時用葯、用葯的份量、治療的時間等等，都是要配合上合宜的時令及時間，方能達到最大的療效。

所以，曆學不論對藏醫學的病理學、製葯、用葯、診斷學及治療方面，都有密切的關係。

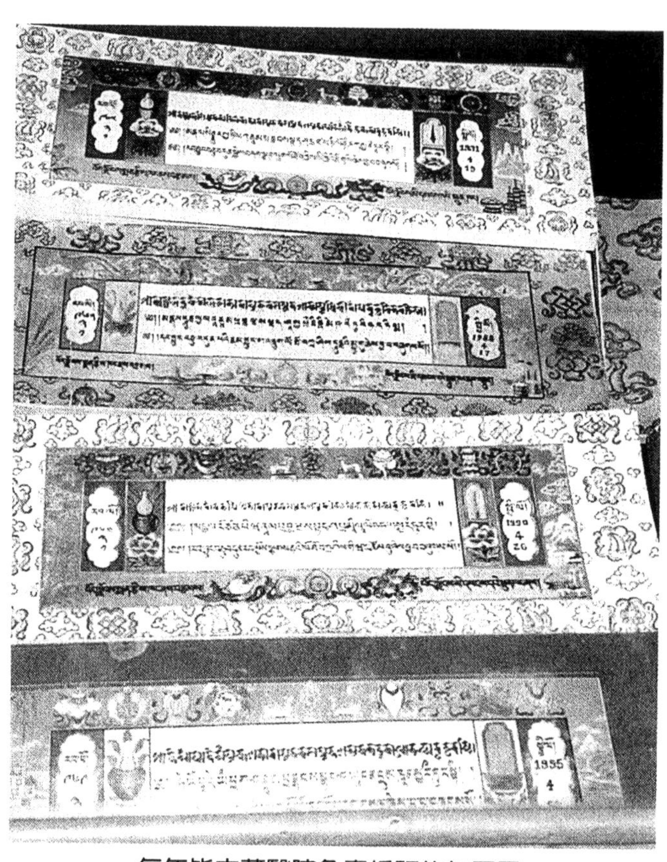

每年皆由藏醫院負責編訂的年曆冊

西藏醫學之診斷學

一位醫師如果在斷症之階段失誤，不論他對葯物學的認識有多深，都不可能醫好病患！所以，在藏醫培訓過程中，診斷學是最被重視的學問之一。

在西藏醫學中，雖然並沒有西方科技中的X光機、顯微鏡及其他高科技診病工具，但這不代表藏醫的診斷就會比西醫的來得差！

藏醫的主要診斷方法分爲三類：色診、把脈及問症。此外也有一些旁支的輔助診斷技巧。

診。

色診

色診包括了幾門以眼睛觀察斷症的方法，主要爲：觀察外表、檢視舌頭及尿

觀察外表

這門學問包了觀察皮膚、體形、眼睛、排汗情況甚至糞便等等。

在觀察皮膚的時候，它的光澤、彈性、油性及色澤都能反映病者的健康狀況及病因，其他的觀察對象也一樣可以反映病源及病況。這一點在中、西醫學中都有類似的學問，所以就不細說了。

檢視舌頭

舌診包括了檢視舌頭、舌苔、舌根、口腔及牙齦的色澤、光澤、乾濕度及異常情況等。病者之體質及病症之強、弱、燥、寒等特質，都可以透過舌診而得出頭

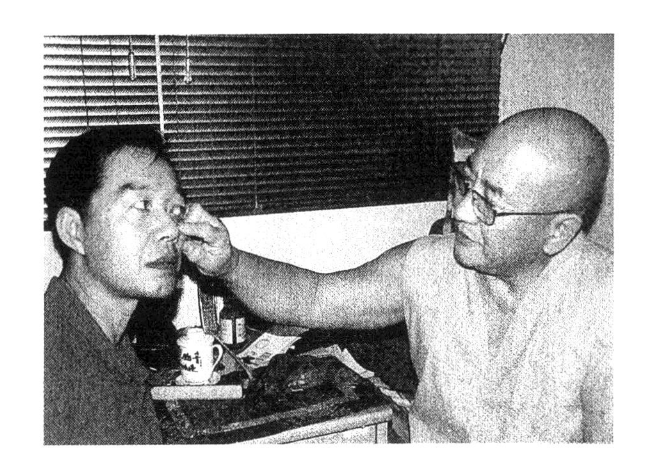

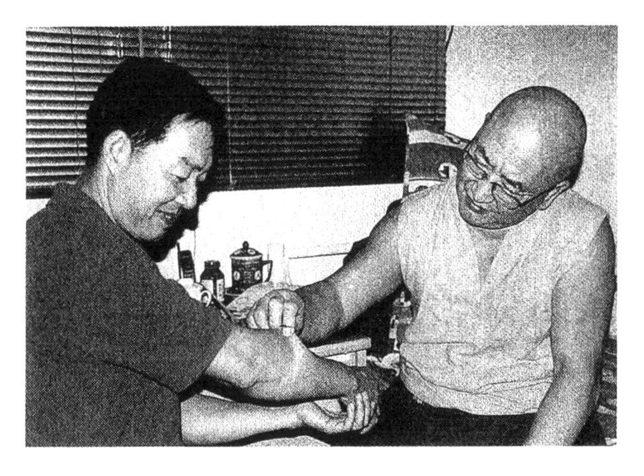

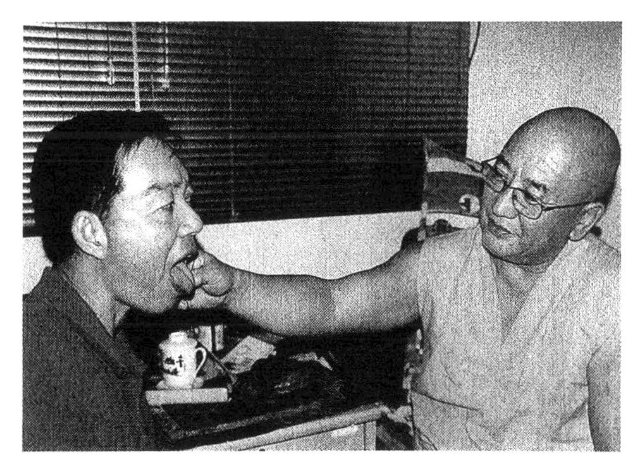

緒。

舌診似乎也是中、西醫共同採用的診斷方法，不過理論上是否與藏醫相同，衲就不太清楚了！

尿診

尿診是藏醫極爲重視的診斷方法，再配合上把脈，就能很準確地判斷病因及健康狀況。

在問診前的一天，病者不應食太濃或太淡的食物，太酸、太甜的食品也要避免，也不能飲酒、過度操勞、過份激動及行房事，否則尿液就不能準確地反映病況及病因。

尿診所觀察的尿液不是隨便任何時間的都合用！必須在清晨時分排尿。排尿的初段及後段的尿液都不合用，只收集中段的尿液作爲檢驗之用。在清晨以外時間所排的尿液，也不適合用作尿診的用途。

尿液最好是放在白色的無花紋瓷杯中觀察，也可以用玻璃杯盛裝，放在白布上檢視觀察。觀察的範圍主要包括：色、味、泡、熱度及清澈度等數點。要達到最準確之診斷，就要趁尿液還熱的時候馬上觀察，否則準確度就會大打折扣。

在觀察尿色時，注意的是病人之尿色與正常健康情況之尿液顏色的差距。在正常健康下，人的尿液應該是淺黃至黃色的。有病的人之尿液會呈現輕微的色差，例如氣脈不順的病人之尿色會偏藍色、熱燥的人排尿偏深色等等。單單從尿色之中，藏醫已經可以對病情得到初步之了解。

正常人的尿味只會有微臭。如果過臭、完全無臭味夾雜了其他氣味就是異常的情況了。臭味之濃淡反映病症之寒、熱性；臭味之異變則反映病症之類別。藏醫必須靠檢查尿味之異變傾向如偏甜或偏酸味等，從而判斷病症之類別。譬如說：臭味異常地濃的尿反映了熱症；如焦味之尿反映了膽汁失調。以上只是歸納作例，在真正尿診時並非這麼簡單。一個人的病況往往是同時包含幾種狀況在內的，所以藏醫術的學生必需花極長的時間，學習把握由尿液中觀察複雜的病理狀況。

在檢查尿泡時，一般是用一支小棒攪動容器中的尿液，然後觀察它的浮泡情沉。正常尿液（註：指健康的人之尿液）只會有少量的氣泡，顏色應與尿液的顏色一致，而且大小均勻。在觀察尿泡時，藏醫會研究它們的數量、大小、顏色及持續時間之長短，從而了解病人的身體狀況。譬如說：氣脈類病者的尿泡多會較大而偏似藍色；中毒的人尿泡大小參差，而且色彩變幻有如彩虹等。

尿的熱度與蒸氣也反映出排尿者的身體內部情況。要觀察熱氣，必需在第一時間觀視檢查新排出之尿液。適度的蒸氣及其維持的時間表示排尿者身體健康良好，其他的異變就反映了不同的狀況，例如蒸氣過多及維持時間不長的例子反映出病人患了高熱病；蒸氣不多但維持時間長的反映了慢性熱病；蒸氣少而維持時間極短的則表示得了寒性病；蒸氣是間歇性逸散的尿液則反映了寒熱綜合症。

最後是檢視尿液的清澈度，亦即它的沉澱物的多少、色澤、形狀及浮沉的情況。正常健康的尿液只有在尿液降溫後，才出現微細的沉澱物。隨著尿液的降溫，它會慢慢的沿著器皿的邊緣沉澱。有些正常的尿液樣本是看不見沉澱物的，這也是健康的情況。如果尿液中的物質不沉而微小，代表病症屬寒性；厚層的浮渣則反映熱症；物質沉至底部的情況反映腎及腸臟有問題或腫瘤病。物質的形狀也反映出身體狀況，例如尿中有細砂狀之物質有可能是反映出腎病等等。

此外，還要觀察尿液冷卻靜止後所出現的變化及尿液表面出現的薄膜現象。它們也能反映出身體的狀況。

以上只是很概略地淺談了一下尿診的觀察範圍。大家都明白：病症很少是如上述般單純的單一情況，所以在觀察尿液時，並非如剛才所述的那麼直截了當。醫師必需觀察蒸氣之多少及維持的時間、尿色、尿味、尿泡的大小、維持的時間及色澤、沉澱物的多少、形狀、顏色及浮沉狀況、尿液前後變化及表面形成的薄膜等等，以這些細節組合來斷症，還要再配合把脈及問症等方法才能得到正確有把握的判斷。在觀察尿液時。初學者極易被一些假象所混淆而作出錯誤的判斷。衲在學習西藏醫術的時候，師長常會選複雜的病例命衲學習分別。有些尿液表面上似乎反映寒症，其實病人患的是相反的熱症。如果疏忽觀察所有的細節及尿液冷卻後的變化，就會完全判斷失誤。

在西藏醫學中，雖然沒有如西醫的X光儀器等等。但一個有經驗的老醫師，往往可以靠尿診及把脈而作出極爲精確的斷症，有時甚至比科學儀器的診斷更爲準確！

藏醫有時會把準備採用的藥物放在病人的尿液中，由其浮沉、溶解度或其他變化中判斷病人體質狀況是否適合採用該種藥物。

在療程的中段或後段，醫師會再次觀察病者的尿液，從而分析療程及藥物是否正在產生醫師預期中的效果。

如果判斷正確，用藥也正確，尿液卻並未現出良好的變化的話，有時是因為病症的主因乃由一些「非人」眾生所引致或是複雜的因果業力牽引作用。在這些情況下，單是靠良醫的治療是不會生起效用的。西藏醫師對這些方面也有所認識，所以往往會教導病者懺罪淨化的方法或建議病者尋找高僧的協助，再配合原來使用的療法，病人才可以痊癒。所以藏醫與中醫及西醫在這方面有些不同。他們往往對佛教及靈性上的方面有或多或少的知識，甚至可能是修持得很深的人，例如有些藏醫以藥師佛及大鵬金翅鳥等等作本尊，以佛法的力量配合藥物治療一些不能單純以物質藥物治好的病人。有關這些異常的病例情況，大家可能不相信，但衲卻是從小見慣的了。

脈診

脈診就是以手指檢察病者的脈理。西藏的脈診學與漢地的大致相仿，但亦略有不同。衲似乎未見過有中醫以雙手同時把脈的，但藏醫則經常會使用這種把脈手法。

把脈的時間最好是在清晨，因爲病者在這時候的情緒穩定，而且脈象尚未受日常活動及飲食等的影響，身體眞正的狀況較能反映出來。但這種準則只適用於作息有規律的病者。現代的年青人很多都日夜顚倒地生活，所以上述準則並不適用在這些人的身上。另外，在過度運動及情緒激動的時候，脈象亦不能反映出最眞實的體況。

病者最好在看病的前一天選擇清淡的食物和避免過度進食，也不要飲酒。最好能避免情緒的激動、運動過度及房事。在一晚充足的睡眠後，清晨往訪醫師讓他把脈。在這樣的情況下，脈象能清楚反映身體的眞實病況。如果由家中到醫師的地方距離不近或需要步行前往，應該在到達後先安坐一回後才開始把脈。

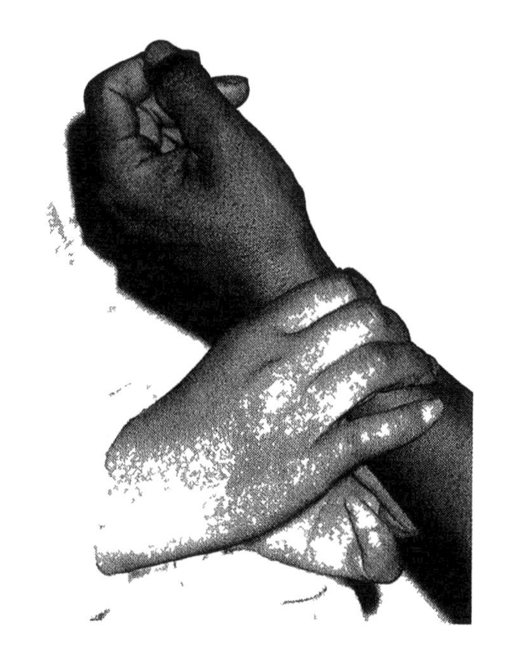

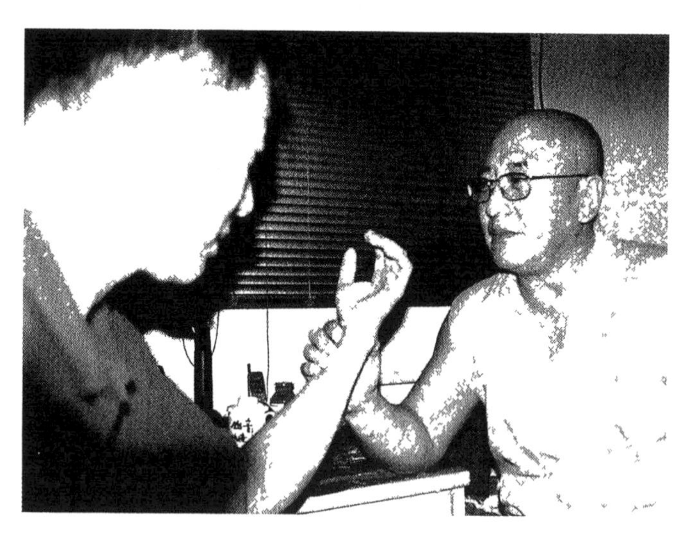

以上所說的是最理想的脈診條件，因爲在這樣的情況下，大部份能干擾影響脈象及診斷的因素都被隔離了。在這樣的情況下，病者的脈象純粹是反映病況，醫師的判斷也能達到最理想的準繩。不過，在現代的生活節奏中，要完全合乎診脈的所有條件是不容易的。很多人生活繁忙，只能匆匆忙忙地抽半小時往訪醫師；而醫師又是整天都在診症的，不可能單在清晨把脈及觀察尿液。衲雖然並不以行醫爲職業，但也曾試過在一天中爲超過百人把脈診症，所以絕不可能全在清晨完成。在以上的幾點中，病人只能儘能力達到最理想的把脈準備。而大多的藏醫也會儘力把嚴重或病情不顯著的病者安排在最理想的清晨時分會見，從而得到最準確的判斷。

藏醫的脈診學問與中醫的脈診學極爲相似，所以衲就不多作介紹了。

一些頂級水平的老藏醫依賴尿診及把脈二者，能夠作出令人驚訝的準確診斷。有一些老醫師能夠說出病人在診病的前一天吃過甚麼食物，甚至做了甚麼事情等等，其準確度有時足以令一些病者誤以爲醫師有某種神通！此外，有經驗的藏醫依靠脈診及尿診，可以很準確地判斷病者是否有痊癒的希望，乃至沒有希望的病者的死期有時也能判斷得頗爲精確。

問診

問診是指對病者詢問任何可能有關病況的問題。相信中醫與西醫也一樣採用同類的方法以分析病源及狀況。藏醫可能詢問的範圍很大，除了病情及病徵以外，可能會問及病者的起居飲食習慣、居住環境、家中的牲畜情況及近來的情緒波動變化等等，因爲這些小節也有可能是導致發病的隱因。當然，如果是急性病或刀傷及中毒等明顯情況，很多時候會馬上治療，並不進行太長的問診及其他診斷。

其他診斷方法

以上所說的三支爲藏醫的主要診斷方法。在藏醫學中，還有一些旁支的診斷法。

夢診是其中一種只用作配合參考的診病方法。人的心理狀況與身體狀況有密切的關係，所以病人作夢的內容有時候亦反射他身體的健康情況。舉一個例子：氣脈不暢通的病人多會夢見在空中飛行或高速地前進的片斷。但不是所有夢境都與病況有關，這還要觀察夢境出現的時間及次數等等。

藏醫亦採用一些藥作測試診斷是否正確的輔助工具。譬如說醫師初步認為病人患某種病症，但各種診斷分析結果不太一致或者不太明顯，醫師就可能會以少量的某種藥物供病者內服，察看病者服藥後的反應，藉以推測先前的初步判斷是否正確。這種方法只適用於不急於治療而又不易判斷的病例，平時鮮少會用得上。

西藏醫學的治療學

在傳統的西藏醫學中，治療病患的方法主要分爲四大類別，亦即：食療、調整日常生活、葯物及外治。

食療

食療是藏醫極爲重視的一種治療方法。在對治慢性病及潛伏病時，醫師會先建議病者以適合的飲食及生活習慣來調整體內的元素。在這些方法都不奏效時，藏醫才會採用葯物或外治的療法。

身體健康與飲食品及飲食習慣有著密切的關係，不符季節、不符合體質的飲食與不適當的飲食習慣會令人生病，而透過改變習慣及攝取適當的飲食，能夠令身體復元，重回本來的健康平衡狀態。

西藏醫學把食物分為穀物、肉類、蔬菜、油脂及飲料五大類。每一大類中，各種食品對身體都有不同的影響力。

穀物類包括了糧米及豆類這兩種。糧米類包括了大米、大麥、薏米、青稞、小米及小麥等等。一般來說，糧米類食物都是屬涼性及甘性的，而且易於消化，但各種糧米卻有各別的效用，藏醫必需通曉它們的各別特性而對病者作出適合的建議。豆類食物包括黃豆、紅豆、白芝麻、黑芝麻及芥子等等。一般來說，豆品能治療腹瀉及增加體內的血液。

肉類食品分為畜養、水居、野居及穴居等共八種類別。每一種類別各有其特性及食療葯效。

蔬菜的食療作用則主要是取決於品種及生長環境。長於潮濕多水的地區之蔬菜利於去熱；長於乾燥地帶的蔬菜則性溫，利於風濕病患之復原。此外，蔬菜本身之品種當然也有各別不同的療效或特性。

油脂類包括植物油與動物油。西藏人住在高原雪域當中，酥油是我們重要的食品之一。不同的油類有不同的作用，但總括來說，它們能幫助消化及增加體力。對體弱的小孩及老人與婦女特別有滋補的效用。

飲料類又分為很多種，主要是奶類、酒類及水類。牛奶、山羊奶、馬奶、驢奶、騾奶及綿羊奶一一有不同的治療作用；生的與熟的奶又各產生不同的療效。藏醫學似乎對不同奶類之療效有較深入之研究。酒類有時也被藏醫用作食療材料，醫生一般都是建議飲用陳年的酒，而且只是對沒有受過不飲酒戒的病者作這樣的建議。藏醫不鼓勵正常人過度飲酒，但在某些病症中，適度地飲用一點酒是有其療效的。水類是藏醫學食療學問中極為重視的一環，而且藏醫還把它細分為雪水、雨水、井水、泉水、河水、海水及林水等。這幾種水類對健康各有不同的影響。此外，未煮過的水、燒沸的水及涼的開水又各有不同的食療效用。

藏醫會對淺病者建議適當的食物及戒吃某些食物，而且透過調節飲食時間、食量及次數來達到食療的效果。

在西藏醫學中，亦很詳細地說明了有關有毒食物的資料及治療中毒的方法。

此外，有些食物是不能同時混合著吃下的。這些學問在中西醫學中似乎也有類似的見解。

每一種醫學都是在某個地理及文化環境中產生的。一個優秀的醫師在診斷一位來自不同文化及生活背景的病者時，會同時考慮病者之民族先天體質及生活習慣。所以，只懂一成不變地依書直說的醫師，往往不能很有效地醫治一個異族病者。衲舉一個例子：對一個體弱的老西藏人，衲可能會建議他多食酥油；漢人則往往吃下一匙酥油都會上吐下瀉幾天，如果把同樣的食療處方建議予一個老漢人，不只可能沒有良性作用，說不定還會令他提早往生！所以我們要靈活行醫，必需研究病者的文化及生活背景才作出建議。對僧眾病者，在非必需的情況下，我們是不會建議服用酒類、葱及蒜等飲食的。在無選擇的情況下，爲了令身體復原，僧人服用它們則是可以被允許的。這些在僧戒中有清楚的制度。衲曾經被一個西醫警告說如果我再大量食用酥油，則活不出十年。這個西醫只懂得依書直說，卻不知道不同的民族有不同的體質及需要。衲笑著向他說：「如果我不吃酥油的話，或許活不到明年！」一個有經驗的醫師會以自己的醫術活用，配合病人的體質及生活習慣，而不是一成不變地行醫的。

調整日常生活

藏醫學與世界各地之自然療法體系一樣重視防禦保健。在健康的時候，藏醫亦建議注重生活習慣及飲食保健，以避免疾病生起。

在這一方面，西藏醫學對不同地區的藏民各有一套養生保健的方法。因爲農民、游牧民族及現代居住在城市中的人各有不同的生活環境，所以各別的保健方式亦有不同。

西藏醫學固然不鼓勵過度地進食、睡眠及性生活，但卻也不鼓勵強度抑制這些自然的需要，健康的關鍵在乎「平衡」，過度或抑制的自然生理需要都會危害人體健康。當然，出家人及受了戒的居士在性生活方面是有所限制的，但這並非今天所談的範圍以內。

由於西藏民族多居於與大自然十分密切的地方。季節性的影響亦是不容忽視的。在不同季節中，藏醫學分別建議多進食某幾類食物及調整生活習慣，以達保健之目的。例如在夏季，天氣熱、常有雨水、流汗及體力消耗較他季節爲多，所以必需多食輕性及涼性的食物、注意居室通風清涼及多在陰涼的地方閒坐歇息；此外，有一系列的食物在夏季不適宜多食。衲從小與漢人常常接觸，觀察到漢人在這方面也有類同的學問。在這一點上，漢人的傳統飲食保健應該是類同藏醫學保健學問的。

除了季節性的飲食及起居方面以外，西藏醫學還包含了一系列養生方法，其中包括了以不同的葯油定期推拿及不同方式的葯浴或水療等等。推拿保健時會採用合乎季節的葯油，例如在冬季便用麝香混入酥油或芝麻油等，能達到增強體力及禦寒的目的。此外又有一些推拿油配方是利於延緩衰老及養生保健的。推拿的手法也很有學問，但今天因爲時間所限，就不談這一方面了。

有關不同的保健與治療葯浴及水療法，衲在講到外治部份時會談到，現在暫且擱下。

有些人很喜歡午睡。在西藏醫學的見解中，除了在春天外，午睡及在日間睡眠是不利於健康的。在春季，人們容易患上氣病，在午餐後略睡一回倒是有利於防止患上氣類病的。

過度的睡眠對健康並無益處，而且可能是因進食不宜及缺乏運動而引起的病兆。現今的人很多有失眠的情況，往往依靠服食有嚴重副作用的葯物入睡。在西藏醫學中，有很多方法可以解決失眠的問題，而且主要是依靠食療及按摩等方法，並不存在後患。大家有興趣的話可以找藏醫診治，衲建議大家最好不要長期服用治療失眠的西葯。

身與心其實有直接的關連，情緒的過度波動往往會牽引肉體患病。心中的平和及開朗是健康長壽的一個重要關鍵。

所有疾病及痛苦都源出於我們內心的貪、瞋、痴三毒。如果想好好養生保健的話，除了注意飲食方面以外，我們應當好好訓練自己不受這三毒的影響，這樣便會令心情常開朗，少了暴怒等心理狀況，身心健康自然會好。

葯物

在西藏醫學中，被採用作治療用途的原料多逾二千種，其中包括植物類、動

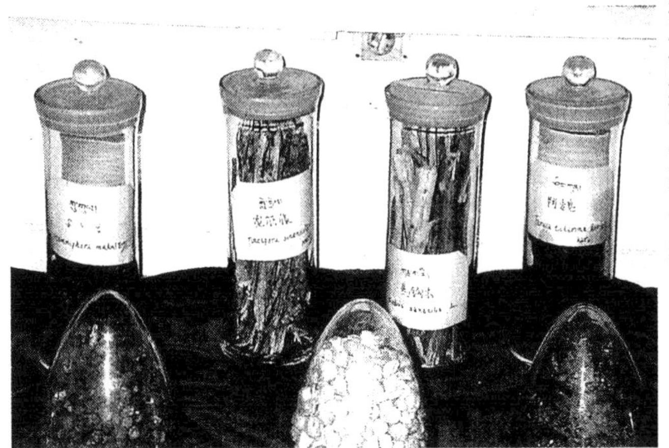

部份西藏醫學採用之葯材

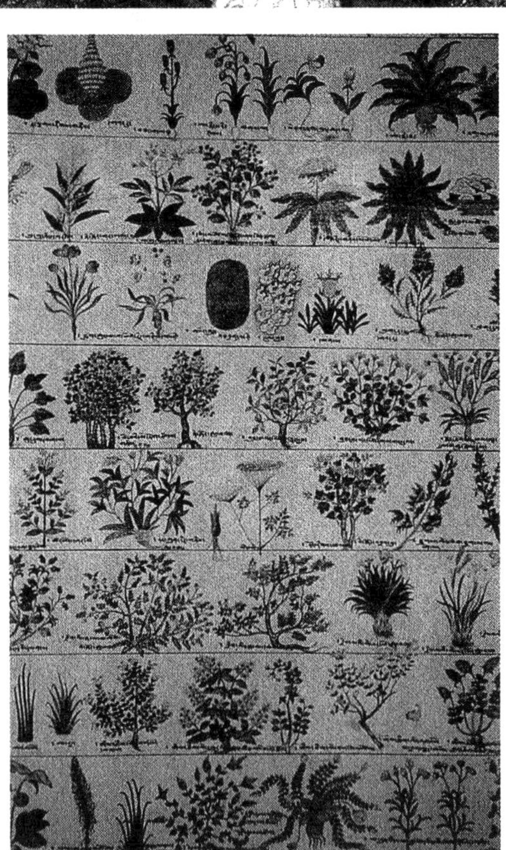

醫畫系列掛圖之一——各種葯用植物

物類及礦物類。在這些藥物中，有部份是西藏本地獨有的，亦有部份是漢醫也經常採用的。

西藏醫學對藥物學有十分完整的知識，對很多植物、礦物及動物藥都有很深的認識及極細微的分類。在西藏藥物學中，一株藥性植物往往可以分出多種藥性不同的材料。同一種植物生長在不同地區、不同季節或不同海拔高度，會衍生出不同的藥性及效用，這些在藥物學上有詳細講述。同一株藥草的葉、芽、花、果、種子、幹、樹心、樹脂、樹汁、皮及根又分別有不同的作用，這些都是學習藏醫學的人要苦心研究的。有時候，藏醫甚至要考慮一株藥草長在向陽的山邊或向陰的山邊而產生的微妙變化。在不適當的地方、季節甚至時間所採集的藥材療效不大，有時完全沒有藥效，甚至可能會有相反的效用。所以，在不同季節採集某些植物會有完全不同的藥效！

西藏是一個幾乎人人信仰佛法的地方。受到佛教影響，藏醫都把採藥視爲利益眾生的一種修行。在採藥時，一般是師徒一起，每天清晨受大乘八關齋戒及修誦藥師儀軌，然後一起上山採藥。採藥的過程同時也是學生學習的過程，師長會在路上介紹各種葯草之特性，或考核學生辨認草葯的能力。衲在少年時候就曾多次隨恩師採葯，沿途還會見到很多野生動物，這種採葯活動對當時還是一個小孩子的我，是一種歷險式的遠足旅遊。衲是在川北長大的。那裡的珍貴葯草品種繁多，在有些山谷中甚至遍地都是貴重的草葯！在大藏寺（註：祈竹仁寶哲爲四川大藏寺之法台）附近的草原上，牧民所畜養的牛隻天天都在吃這些珍貴草葯，所以它們所產的牛奶與西方及漢地的牛奶並不一樣。這些牛的奶本身就有葯性，經常飲用的人身體都很健康，壽命也比其他地區的西藏人爲長。

在西藏解放以前，藏醫都是自己採葯及製葯的。他們會依著適當的季節及在適當的地區採葯。

一般來說，夏季與秋季的時分較宜採葯，而在這時段中每個月的上旬是最爲適時的。花蕾等應在初夏未開前採；樹葉及樹芽應在盛夏雨季時採集；種子、根、枝莖及果實要在秋天收集；樹皮則可以在冬天採集。此外，還要配合五行運作之原則來進行。

有些果子在初生長時葯性最強，有些則在成熟時期才有葯用價值，甚至有些

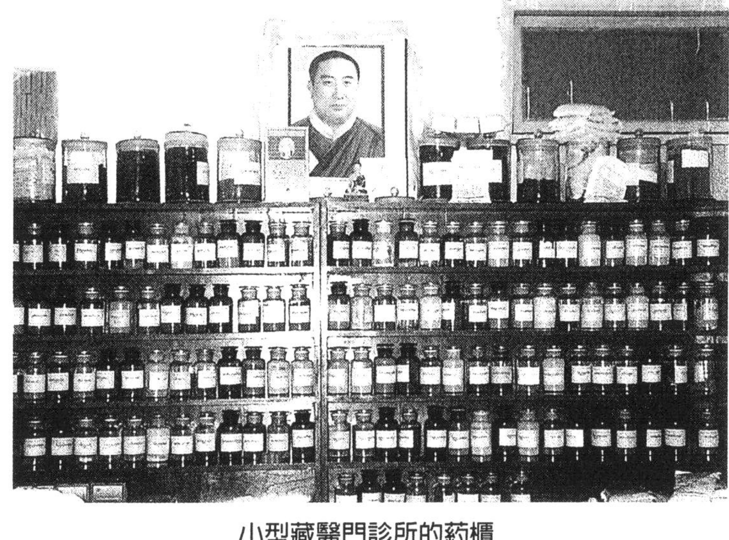

小型藏醫門診所的葯櫃

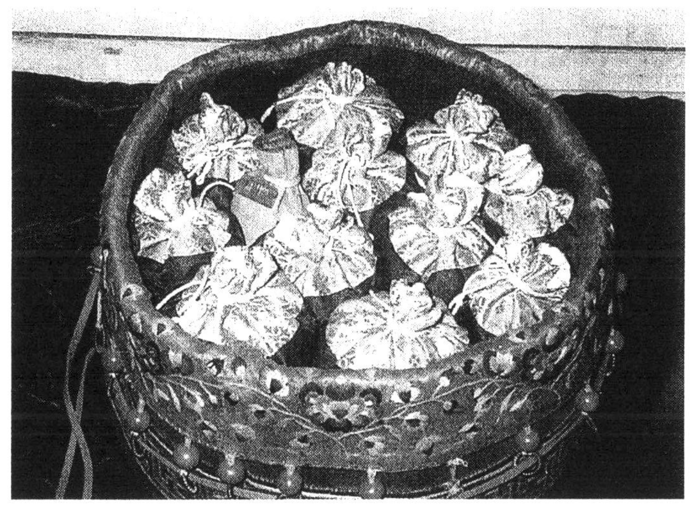

西藏醫師出診時所帶之葯袋

藥材在不同季節及生長階段時會產生截然不同的藥效，這些細節都是藏醫必需掌握的。

在採藥的地區這方面來說，必需在適合的地區採集。例如一株屬寒性的藥草，如果長在寒涼之地，則是生長在適當的環境，藥力才會強；同一株藥草如果是長在陽光燦爛的大草原上，它的藥力就不會大，所以並不適合採集使用，同樣的寒性草藥，生長在背陽的山邊與向陽的那邊所採的，藥性就大有不同！採集燥性藥材的原理剛剛好相反，必需採集產在陽光充足的地方的藥草才能得到佳效，否則小則效低，大則根本無效，等於白走一趟！

有些藥的藥力精華在於它的氣味。在採集此類藥材時，必需採有濃烈氣味的，否則藥用價值就會大打折扣。某些草藥在不同的時辰會有不同的藥性，所以嚴格的藏醫還要守候，等到適合的時間才將藥採下。從現今的角度來說，傳統藏醫之嚴格態度不一定合乎濟利益。但他們都把採藥視爲修行，所以絕不馬虎妥協。在現代，藏醫雖然仍然在能力範圍了保持傳統，但大多時候都是買現成的藥物原料，成藥也是在藥廠內大量製造的。由於現代藥廠是商業化地大量製藥的，廠方對藥物原料的要求也就不如傳統藏醫的嚴格了！

在衲年青的時候，在每次隨師採藥回來時，村民都會在晚上露天席地而坐，幫忙醫師把採回來的藥材分類、磨碎、搗汁或切碎等。村民會一邊持誦觀音咒或藥師咒，一邊幫忙處理藥材。這等於是村裡季節性的社交場合，大家都很樂意義務幫忙，而且都是以一種虔誠的心態來進行這種被視為利益眾生的活動。在這時候，所有草藥都要分開處理，絕不可以混在一起，否則就會影響藥的效用。舉個例說：如果把藥材與麝香混在一起，這些藥材的效用就會大大減低。在採集後，要用手把草藥揉搓一番，然後要以風乾或曬乾的方法處理。寒性的藥材必需在陰涼地方風乾；燥性的藥則以火焙乾或以陽光曬乾。

西藏醫學認為製藥及施藥者的發心對藥效有關鍵性影響，今天在座的年輕人可能認為這是一種不合乎科學的想法。衲是一個很傳統的人，對這種說法是深信不疑的。衲從小與藥物接觸，明顯覺得以前的藥與現代的同一種藏藥有很大的效用差別！服用十顆以傳統方法製成的藥丸就會藥到病除的病例，現在則要服用上四、五十顆的同樣藥物才能見效。按道理說，現代藥廠製造的藥丸配方及成份與幾十年前的並無不同之處，但效力就是比不上！這其中有幾種原因：第一是因爲現在的藥材由於環境污染之因素，藥力遠遠比不上幾十年前的同樣藥材；第二是因爲現代的大量採集過程並不完全合乎最嚴格的傳統，不講究依季節、地區及時辰採藥的傳統；第三是因爲製藥全用機器運作，不同於以前集合眾人一邊持咒、一邊以利益病者的心態來處理藥材的情況。

在初步處理了藥材後，藏醫還要以各種方法加工。西藏醫學認爲任何一種藥材都同時包含了藥性與毒性。透過「水法」及「火法」，藏醫把原始藥材中的毒性淨化或減弱，並令其藥性得以發揮增強，或在某些情況下減低其過猛的性質，甚至改變其藥效與作用。

「水法」有幾種不同的作法。最簡單的是把藥材以水洗清雜質；又或放入水中靜待片刻，把水倒出另換新水，如此反複地洗淨；又或把藥物泡於某種藥液中，把沉渣曬乾搗碎。「火法」則比較複雜，有些藥材以炭火直接燃烤；有些要塗上其他藥物才烤燒，有些要放在陶器內烤熱；有些要混在沙粒內加熱；有些則直接炒熱或混和其他成份伴炒。某些藥材還要混入另外幾種藥材煮過多遍才能使用；這些加工過程要花上很多的心血，在某些情況下，製藥者還要幾天幾夜輪班控制火候才能成功！藏藥原料中有好幾種是含劇毒的，所以其加工洗毒的過程必需十分謹慎，否則製出來的成藥會弄出人命，甚至有時會聽到有人在加工過程中不慎出錯而中毒身亡的例子！

藏藥一般都是製成粉粒、小丸、香枝（註：透過呼吸系統產生治療作用）、藥油及藥膏成品的，極少會像漢地中醫那樣把原始藥材交予病者自行煮製。藏藥的配方超過萬種，全部是以多種藥材配製而成的。有些成藥內含十多種藥材在內，有些甚至超過百種藥材成份。在配方中起主要治療作用的藥材稱爲「君王」，配方中的其他的藥材稱爲「大臣」、「后妃」等。「大臣」及「后妃」等次要藥材的作用是增強「君王」的藥效，或輔助它的發揮，又或是爲了保留主藥的療效而克制它的毒性等等。雖然西藏醫學中的藥方有上萬種之多，但醫師常用的往往只有幾百種配方成藥。即使是官辦的大型藥廠也只製造一千種左右的成藥。

西藏藥物學把藥材依性質、效用及味道分類。這一部份的學問是衲在年青時最怕學習的！藥性分輕、重等八種；藥效分爲溫、潤、涼等十七種；藥味分爲甘、辛、酸等六種。

理解药材本身之性質、效用及味道是配药及下药的關鍵。在對治寒性病患時，要施以熱效药物；在對治熱性病時，則施以寒效药物；在药味方面，苦味者用作降火，辛味者可以祛寒；在药性方面，必需採用重性药物對治「輕」性病症（註：此並非指病情深淺，乃指心神不安等症）。這些是一般情況下的下药通則，有經驗的藏醫在某些特別病例情況下，可能會不依以上所述的通則。此外，有些偏方並不一定合乎這些通則，卻往往也有奇效。在同時包含幾種病態之病例上，醫師必需分清何者爲因、何者分果，依其輕重、主次而下药。一般來說，藏醫會先對治嚴重的病及急性的病標後，再應付較緩輕的病及治療病本。

藏药雖然種類奇多，但只要熟記了它們的性、味、效，就不難掌握用药之道；疾病雖然亦是種類繁多，但只要摸清了病源及其本質，也就掌握了對治之道了。

在藏藥類別中，另外有一系列的珍貴成药配方，它們被稱爲「寶丸」。這些配方所採用的是極爲貴重的药物，而且製造過程十分繁複困難，所以是特別珍貴的，療效亦特別顯著。衲在此順帶簡略地爲大家介紹一下幾種「寶丸」的成份及醫療作用：

寶如意珠（Rinchen Ratna Samphel）

它亦被稱作「珍珠七十味」，以十六種主要葯物及七十種次要成份製成，其中包括荳蔻、竹黃及丁香等，又包括了珍貴的礦物，如金、銀、松石、琉璃等及珍珠與珊瑚；此外，亦採用極爲珍貴的西藏本土寶石——天珠。「寶如意珠」是一種極爲有效的抗毒妙葯，能夠醫治各種食物、植物及化學中毒及化解被毒蛇及毒蟲等所咬的人體內的毒液。同時它也被用作醫治癱瘓、多尿、神經痛、痲痺、失聰、唾液分泌失控等病症。它最有療效的範圍更包括高血壓、心臟病、胃潰瘍及初期癌病，所以成爲極爲暢銷的成葯。寶如意珠配方也可以在健康時定期服用，作爲預防上述病症及保健用途，而且沒有副作用。

寶古松廿五味（Rinchen Yunying 25）

它採用二十五種葯物製成，主要成份爲老年松石、珊瑚及珍珠粉；此外，也包含訶子、毛訶子、余甘子及紫檀木粉等等。它的療效主要爲醫治肝脹大、肝硬化及肝痛、消化不良、鼻出血、腋下無故痛楚及經常口乾等病狀，尤其對各種肝病與酒精中毒特別有效。

寶淨月晶（Rinchen Tso-tru Dashel）

這是一種極受藏民推崇的保健及治療配方。它是根據十五世紀的一位名醫之配方而以五十多種植物及礦物製成的。寶淨月晶的主要療治範圍包括水腫、帶血與痰的久咳、酒精及進食過度而致的病症、呼吸系統病症、胃潰瘍及因飲食習慣或天氣突變而導致之痛楚或病症；同時，服用寶淨月晶有促進頭髮生長、增強記憶力及於久病後補身的顯著功用。即使在沒有生病的時候，也可以定期服用這一種配方，對身體健康有極大的幫助。

大鐵寶（Rinchen Chakril Chenmo）

「大鐵寶」配方包括四十多種葯物，其中比較特殊的是磁石及鐵粉。這種葯平時無病時也可以服用，作用是防止各種眼疾及滌洗眼部及視覺的神經與經脈。它對白內障、光線敏感、紅眼（充血）、眼睛敏感、發炎（眼部）、眼球過乾、淚腺分泌失調、視力衰退及眨眼機能失調等情況十分有效，而且也能用作治療因食物中毒、肝與胰失調及血液污染所引致的眼疾。

大寶積丸（Rinchen Mangjor Chenmo）

「大寶積丸」的成份有五十多種。它的使用範圍包括慢性傷口、血液循環失調、喉嚨腫脹、熱症、吐血及便血等。「大寶積丸」也可經常服用，對各種氣血失調、暗病及慢性病都很有效，而且也能令身體排淨因環境污染及食物中的化學品而累積於體內的毒素。

大寶寒玄（Rinchen Danjor Rilnag Chenmo）

這種配方療效奇大，但製造過程最為複雜，成份也極為昂貴，其中包了翡翠、鑽石及紅寶石粉與極多種珍貴草葯，總共多於一百種原料。它是一種具有奇效的抗毒與排毒良葯，對醫治初期至中期癌症極為有效，也醫治慢性熱症、胃與腸抽搐、敏感、關節炎及血液系環系統的病症。在八十年代初，印度有一個化學品廠爆炸。當場死傷無數，或許大家曾在新聞節目中聽過。在爆炸現場附近就是西藏人聚集居住的地方。他們當中也有很多中毒的，但卻有一批藏民只略感頭暈，有些甚至完全沒有中毒的跡象。當地的醫院對這一批藏民的中毒免疫力都感到不解，所以特別研究這些無中毒或只輕微中毒的藏民，發現他們的共同之處是，他們剛巧在那天或以前數天內曾經服用大寶寒玄。由於這種藥的抵毒功用極大，有幾個人甚至只是剛巧帶了幾顆藥丸在身上而並未服用，也得以逃過了嚴重中毒之命運。所以有些藏人會把這種藥丸帶佩在身上，以防止中毒及抵擋各種環境污染。

寶珊瑚廿五味（Rinchen Jumar 25）

它的成份包括珊瑚粉及藏紅花等共二十五種藥物原料。這個配方是一個古代的名醫爲自救而創配的，它的療治範圍包括任何與腦部及腦神經有關的病況，例如長期頭痛、失憶、記憶力衰弱、癲癇症及經常性的無故昏眩、肢體僵硬及動作失調等等。平時服用它則可以預防以上所述的病症。

上述這一系列的藏藥配方是對光線敏感的，所以製成品會包以各種不同顏色的布或者以不透光的盒子貯藏，在服用的時候，也要在沒有強光直接照到的地方拆封。

由於這系列的藥丸比較珍貴，在服用的時候，有許多細節必需注意，以配合發揮最完全的藥效。在服藥的前數天，宜戒食太濃味的食物。服藥前的晚上先拆封搗碎，把搗碎了的藥丸放在乾淨的杯中，浸以熱開水，再蓋上杯蓋或其他物件令光線不能直接照到藥物，服藥當天，應在凌晨把碎開的藥丸與浸著藥丸的開水攪勻服下。如果天氣太冷，應先加入新的熱開水，把整杯水連搗碎了的藥丸服下。服藥後，病者要再飲一杯熱開水，然後穿著暖和的衣服上床睡覺。在服藥的當天及翌日，不可以飲酒及吃蛋類、未煮的蔬菜及水果、蒜、酸味或油炸的食物等。如果能素食一、兩天則更利於藥丸發揮最大的療效。在服藥的當天及翌日，還要避免運動過量、房事、午睡及冷水浴。在可能的情況下最好在這兩天內不服用其他藥物。以上所講的幾點可以令藥效得到最大的發揮。

「寶丸」的成份包括了很多礦物在內。但這不是說單單把寶石或金屬等磨成粉狀內服就可以有醫療作用。服食未經淨除毒性的礦物不單未必有醫療作用，甚至可能會馬上致命。

由於「寶丸」所用的成份有不少是極爲昂貴的礦物（如金、銀、鑽石及紅寶石等），其製造過程又繁複，所以它們的供應量是極爲有限的。有時候，在製造過程中出了極輕的一個錯誤，整批珍貴的葯物原料就報廢了！在製葯過程中，有幾個工序是具危險性的，一不小心就會吸入毒氣，輕則毀壞嗅覺等，重則可能當場死亡。

在現今，內地與印度均有多間出產藏葯的葯廠，其中一些是受政府監管的或是官方機構，其他的則爲民辦性質。由於較大量生產及原料質素參差，市面上有些「寶丸」可能療效較低；甚至也有些「寶丸」並不具足配方中的所有應有的成份。大家若有機會購買藏葯，就必須小心選擇葯廠及來源！

外治

在藏醫學中，有多種不同的外治療法，它們大多是輔助性的治療，例口放血、水療及針灸等療法，都是被用作配合內服葯物的輔助。有些外治方法，例如眼葯及鼻葯等，則可以單獨使用而生起完整的治療作用。

在古西藏，一早已經存在外科手術治療學問，但在大約一千多年前，有一位太后在接受心臟手術時身亡，國王便下令禁止醫師使用外科手術療法。從那時候到現代，藏醫學仍然保存了這些學問理論，但卻鮮聞有醫師實踐了。

針灸療法

藏醫之灸療法對水腫病、消化不良、寒性病、精神及癲癇病等範圍尤有奇效。

在進行灸療前，醫師有時會用沾了熱酥油的布條置於病者身上部份測試反應，從而判斷灸療是否對病情有良性作用。這種測試只是在病情複雜而醫師有所猶豫時方需採用，在一般情況下是不會進行的。

衲認識不少中醫師，也見過他們進行灸療。中醫似乎都是用由商店買回來之艾草柱進行灸療的，但藏醫則會視乎病症而採用不同的草葯進行火灸。藏醫常用的灸葯有荳寇、紅花、生薑及訶子等，當然也有使用艾草的。採集艾草一般在秋天進行。至於進行火灸，藏醫與中醫的手法是大致一樣的。二者同是依病情狀況而在適當的穴位下灸。這些可以火灸的穴位在藏醫學中有近百個，另外有些穴位是絕不能在其上作灸療的，這些都清楚表達在藏醫學中的「醫畫」系列裡面。

藏醫的針療與中醫並不一樣。藏醫主要只用一種金針。這種金針並非中醫針

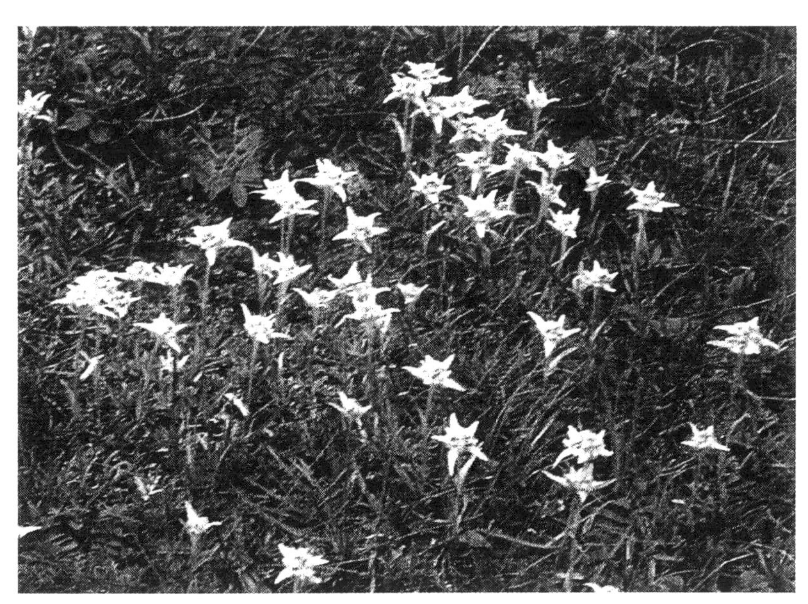

灸治所用葯草之一種（攝於大藏寺後山）

療使用的小針，而是一枝應稱爲「小棒」的純金器具。衲有不少朋友見過衲請工匠打造的金針，都說它應該稱爲「金釘」才合適！藏醫所用的金針都是這種粗釘形的器具，並不像中醫用的小針。金針必需以純金打成，因爲黃金有其特性，能夠把氣脈內之不淨雜質抽出。每支金針只能使用二十次左右，然後便要把它賣作其他非醫學用途，另買新的金塊打成新的針具。

藏醫把人體經絡分爲白脈與黑脈兩組主要網絡。白脈網絡由腦之根部向下伸延、分支而遍佈全身，其情形類似榕樹的根部組織。由心臟向上伸展分支的網絡爲黑脈。西醫最爲重視血管網絡，藏醫則最重視二脈中之白脈。

白脈源自腦脈，所以是整個身體及體內所有系統的中樞，就如一間大公司的總決策室一般。所有知覺、視覺、嗅覺、聽覺、味覺、觸覺及思考運作功能都是與白脈有關連的。如果視覺、聽覺等本身出現問題，就一定是白脈網絡部份經脈出了問題。在半身癱瘓的情況中，就是白脈的部份經脈出了問題，經脈不能讓氣暢通地流動。這情況就如公路上有一塊巨石，把路的另一旁隔絕了。氣是行走體內各部份的，如果氣不能到達某部份，就自然會出現病痛。西醫有時會把病痛歸咎於血液循環失調。依藏醫理論，正確情況應該是氣不順在先及脈不通在先，所以才導致血液循環系統不能正常地運作。總的來說，氣脈問題可以說是病痛的根源，絕大部份的病症都與氣脈有關連。金針療法正是針對氣脈問題的一種治療。

金針療法並非是單獨使用的治療方法，必需以內服葯物配合。如果一方面服用適當的「寶丸」配方，同時進行金針治療，對新發的中風、腦炎、間歇性突發昏死、半身不遂及癱瘓等病症有極奇大的效用。如果是剛剛中風而半身不遂，病發未超過二十天的，只要以金針及「寶丸」二者配合，短期內可以完全復原。

金針療法的下針穴位在頭頂，如果出錯的話，隨時可能致命！所以在傳授金針療法時，師長都是親自重複示範多次的。由於它有危險性，口耳相傳式的教授及多年從旁觀察是不可或缺的學習過程，絕對不可以自行看書學習後就亂來實習。

金針療法的治療過程是這樣的：

醫師先用細繩在病者手掌纏繞四次，以量度出之繩長依據病者頭形及髮線，在病者頭頂上交叉量度出準確的穴位。在度出正確下針穴位後，醫師便把消毒過的

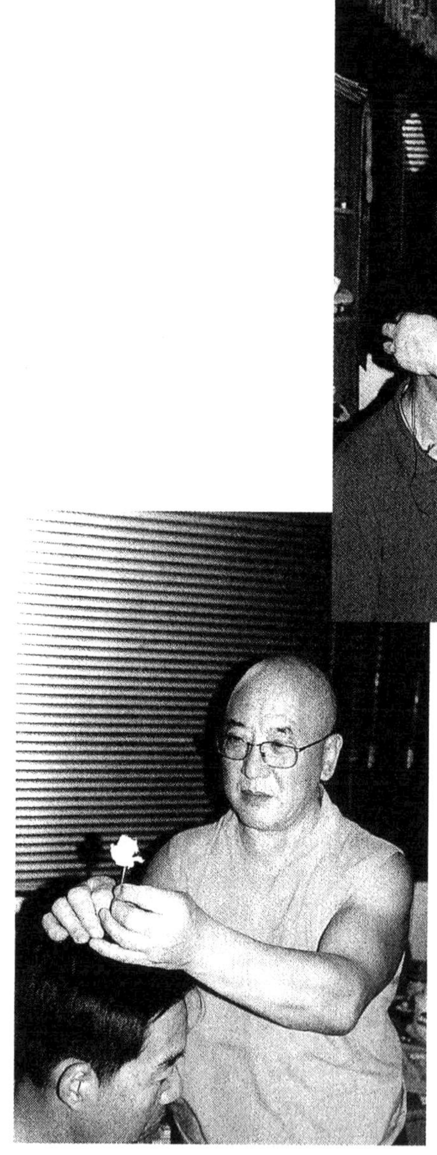

量度穴位之準確位置

金針療法之下針過程

金針在頭頂穴位刺入。

我們在摸自己頭頂時，會覺得一摸下去就是頭骨，但其實頭頂上的肉還是有一定厚度的。在進行金針治療時，下針刺入是有一定的深度的，初次觀看者可能會覺得很可怕！在下針後，醫師以艾草或草葯揉成球狀包裹著針頂而點燃，草葯的效力及熱力會透過金針直達頭部。這時，病者必需忍受少許的灼熱痛楚。在針治完成後，頭頂傷口會有輕微出血及流膿的情況，這是正常的治後反應。如果在金針治療後，傷口並不出血流膿，則是不正常的情況，治療也不會見效。這可能是下針方法出錯或穴位量度不對，必需重複再進行一次針治。

放血療法

這是一種在其他醫學體系中沒有的獨特藏醫療法。

放血療法，顧名思義就是在患者身體某些特殊部位釋放血液。這種療法現今仍有不少藏醫普遍採用，而且療效十分卓著。

一般來說，只有在應付較嚴重的病況時，醫師才會選擇採用放血醫治。在使用及過程都正確的情況下，放血治療對熱症、痲瘋、瘟病及多血症等有極佳療效。但如果放血過多、手術出錯而傷及動脈及筋脈、過程不對或病血未清，則會有嚴重的後果，所以醫師必須十分謹慎地抉擇採用放血與否及小心進行手術。

對年少或年老的病人、孕婦及剛產下小孩的婦女、患嘔吐下瀉的病人及體弱氣衰的病者，醫師都不會採用放血療法。此外，若熱症並未完全成熟或遇上虛熱病情時，也不適宜進行放血。

放血治療的作用是釋放病血而保留好血，醫師把好血與病血分開是這種療法的關鍵過程。

由於血液運行及盛衰的變化規則與星體運作規律有很大的關係，放血療法必需配合曆算，才能達到最佳的效果。在碰到不能拖延至適當月份或季節的病例時，醫師多會配合病者生肖，計算理想的日子及時辰進行手術。

在放血前三天左右，病者需每天飲用能把好血及病血分開的葯湯，這種葯湯有好幾種對治不同病症的配方，也有適用於所有病況的通用葯方，即「三果湯」。「三果湯」採用訶子、毛訶子及余甘子三種果實煮成。但近年來市面上也能買得造爲葯散的成品。這種配方本身具有清熱的作用，同時也能分解好血與病血。在分血成功後，好血會繼續在體內順暢運行，而病血則會凝聚於某些穴位。

在放血手術前，病者必需保持身體暖和。醫師必需依據病症性質而選擇放血的穴位，這些穴位大約有七十多個，例如在治眼黃病時可以採用膽脈放血，在醫治咳嗽或氣喘症時，則可在胸脈放血。

手術的第一步，是要先令血管突鼓。一般的做法是在穴位附近的恰當部份縛上細繩子紮緊。待血管鼓脹至一定程度時，醫師先在穴位推拿片刻，再以手指按下令血管固定，然後以手術刀在穴位切出一個小口。下刀的角度、深度及闊度都是有其學問的，在這裡就不深入講解了。

對身體強壯結實的病者，醫師可以多放一些血；對適合放血但又並不太強壯的病人，則不可放太多血。總略而言，在病血放清而傷口開始流出好血時，醫師就會進行止血及處理傷口。好血與病血很容易分：好血是鮮紅而濃度適中的，病血則有不同狀態，例如呈黃色、淡紅或黑色，有些情況下爲過濃或稀薄，有些病況下或會在放血時見到泡沫夾雜其中，這些都是病血。如果醫師見到血液凝結後呈現雙色之花紋狀態，則代表好血與病血根本未分清，必需囑病人再服「三果湯」而另日再進行放血。在一個正確的手術中，傷口會先流出病血，後來就會出現鮮紅的好血，這時醫師會進行包紮止血及在傷口上進行灸灼。

如果血液並不外流，有可能是下刀不順利或血管尚未鼓脹足夠，這些情況是醫師的錯誤。但如果並非上述情況而病血仍然外流不暢，則必需叫病人服用某些葯方，改天再進行放血。此外，醫師還要懂得處理病人昏厥或流血不止等情況。

粗略地說，放血可用於醫治各種熱病，而灸治則適用於各種寒症。

衲經常遊說弟子捐血救人。捐血雖然與藏醫的放血治療並無直接關係，但對一個身體健康正常的人來說，定期捐血對健康並無損害，反而利於令身體製造新鮮而更有活力的血液，同時又可救助他人，是一種值得鼓勵的布施善行。

水療法

水療法也是一種輔助性的治療方法，同時也被西藏人視爲日常保健養生的良法。水療對關節炎及痛症、胃病及多種婦女病症都有奇佳的治療效果。

細分的話，水療又分爲天然及葯浴兩種，其中天然水療又分爲溫泉及戶外浴兩種，而葯浴又分爲葯水泡浴及蒸氣浴。

一般來說，在大暑天去山谷中的溪澗沐浴也可說是一種原始的保健養生方法。在某些特殊日子中，由於星體的位置及影響，戶外河流、山澗及湖川的水及其中礦物會產生微妙的變化，在這些時間進行戶外浸浴，對身體有一定的保健療病作用。在西藏，很多人會在陰曆八月的其中幾天浸浴玩耍。這既是一種養生的習慣，同時也演變成爲一種習俗及節日。

溫泉又可以分爲很多類，主要的有五大種類，即石灰石泉、硫磺泉、五靈脂泉、礦石泉及寒水石泉。這五種泉水有共通的療效，但各別又有獨特的葯效，其中有臭味者都對胃病及消化系統病症有特別顯著之功用，而無臭味的溫泉則對關節炎等病特別有奇效。進行溫泉水療並非如遊客般偶而浸幾個小時就可以生效，必需由醫師診斷及建議浸浴的細節。配合藏葯內服及有營養的湯水。一個療程大約需時三周，否則難見效用。在療程期間，病人必需在晚上進行浸浴，每次只浸於熱泉水中十數分鐘至出汗，然後以厚被蓋身小睡片刻，令身體發汗，把汗抹乾後又再入泉浸泡，這樣地一晚重複多次；在日間，必需好好睡眠休息及進食有營養的食物及湯水，例如中國廣東地區的人常用的補身湯水就十分適合了。在日間泡溫泉，雖然對身體並無損害，但卻不會有太大的療效。此外，在雨季並不宜進行溫泉浴，因爲泉水中會夾雜很多雜質，變成被污染了的泉水。在療程中，病者或會嘔吐、下瀉或感到十分不適，這是正常的現象。如果療效顯著，病者應在一年後再重複進行溫泉水療，同樣是三周療程。

在西藏，有好幾個出名的溫泉。藏族會在某幾個月份舉家前往這些溫泉區浸浴及露營玩耍，順便在附近朝聖及觀光。在印度的一個上樂金剛聖地附近，有一個療效很好的溫泉，這是衲所體驗過的溫泉中療效最高的一個。此外，馬來西亞吉隆坡附近、台北北投及陽明山等地的溫泉都有相當不錯的療效。

藥水泡浴則比天然水療法來得簡單易辦，只需用草葯煮成葯浴水浸泡即可。最常用的葯水浴療配方是「五味甘露」，以柏葉等五種草葯合煮而成，但現在市面上也有已製成之葯散成品，只需加入水中煮沸即成。「五味甘露」的氣味淡香，有止痛、消炎、活血及發汗的功用，適用於皮膚病、風濕、痲痺、關節炎及疼痛等病況，又可加配其他葯材用來醫治其他病症。

進行葯水浸浴相當簡單：以略熱的葯水注入浴缸，病者浸浴其中約十多分鐘至出汗，然後以厚被蓋身小睡待發汗，每天這樣地進行幾次，連續一至三周為一個療程。

有高血壓的人，在進行溫泉或葯水浴時要特別小心。此外，患熱症、眼病、體弱、患瘟症及心臟病的人不宜進行溫泉或葯水浴療。

蒸氣葯浴所用的葯與葯水浸浴所用的相同，亦即「五味甘露」配方，亦可另外加配專治某種病症的葯材，蒸氣浴的方法非常簡單：把熱的葯水放於極小的封閉房間中。病者坐在裡面即可。衲在見識過西方的蒸氣浴室後，曾經有一個構思：配合西方可供多人同時享用的蒸氣浴室及藏醫的「五味甘露」配方，在浴室內分成多間小型蒸氣房，每間輸入加入了不同配葯的「五味甘露」蒸氣，就成為了有不同療效的多個蒸氣浴房，例如分為專醫婦科病、胃病、關節炎等之房間，病者可以依自己病況性質選擇適用的房間，而一間浴房又可同時醫治多個病者。「五味甘露」本身氣味淡香，並不會令人難受，健康的人也可以使用這種蒸氣浴室，作為日常保健及鬆弛活動。可惜衲只是空有這個奇想，卻未付諸實行。

蒸氣浴療對婦科病及產後不調等情況尤其有效，而且又適用於年老體弱及食欲不振的病者。

其他外治療法

在西藏醫學中，還有催吐、催瀉、灌腸、眼鼻外葯、推拿、外敷、塗葯、葯煙薰治、拔罐及刮痧等治療方法。由於時間關係，這些我們就不可能一一細談了。有些醫師又懂得一些不屬於主流西藏醫學範圍內的土方，其中有些的確也是很有效的。在農村地區，特別常見使用土方的情況。

在以上的治療方法外，藏醫也會懂得一些醫治牲畜的方法。衲在移居印度的初年，也曾學過整套馬匹診病及治療的醫學，但卻從未眞正實踐過。

在西方醫學中，只認同精神及肉體兩大種病症。但在西藏醫學中，則認爲在這兩種病症以外，另有一些病症是由「非人」所引致的。這類情況在馬來西亞及中國北方地區尤其常見。這些病症並不能單以葯物治好。在遇上這些病症時，藏醫也

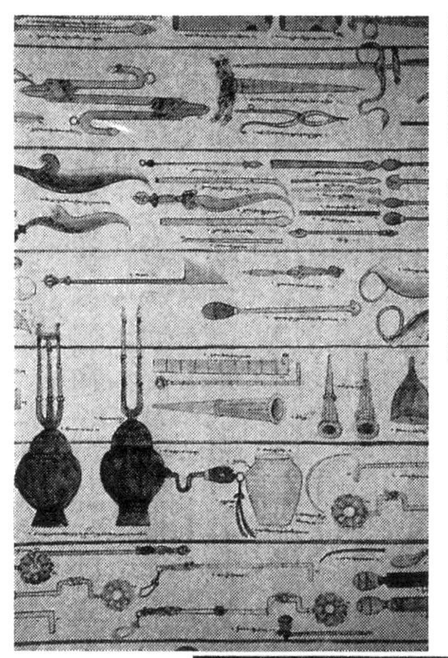
醫畫掛圖——藏醫外治氣械

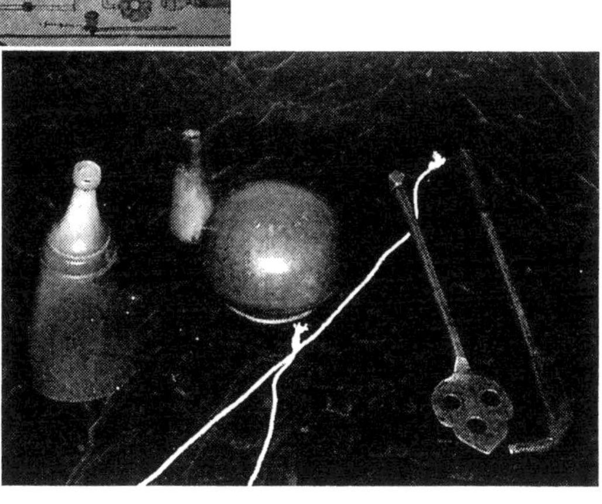
西藏醫學外治器械中之幾種

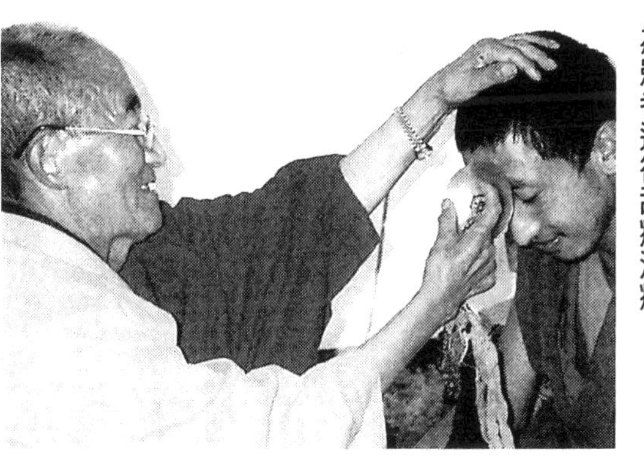
大藏寺名醫尼瑪仁寶哲為患者進行刮痧治療

要懂得辨別，然後會轉介病者至有能力的神職人員處解決問題，同時或也配合一些適用的治療方法。有些藏醫本身就有一定的修持，所以也有醫師自行以宗教方法為病者解決問題的情況。衲就親身碰過多次這類的病例，其中有些是可以輕易以宗教方法解決的，有些則無法治好。在藏傳佛教中，有幾位本尊對治「非人」病症特別有效，其中包括黑文殊師利、獅吼觀世音、大鵬金翅鳥及馬頭明王等法門。

以上已籠統地對藏醫治療作了介紹。藏醫把病症分為「外病」與「內病」。「外病」是身體及精神上的病痛，可以用醫葯、放血、金針等方法醫治；「內病」是心中的貪念、瞋恨及愚痴，它們是不易被治好的。只要我們一天仍然在生，就仍會患上種種「外病」，因為它們源出於心上的「內病」。我們一般認為「外病」由外在的導因引發，例如在碰上環境污染、細菌等時候就引發生病，但實相卻是：我們的「內病」才是眞止的病因，細菌、環境等只是次要的外緣，在二者碰上時才會薰發產生「外病」。只要我們一天還沒降伏內心的貪、瞋、痴三毒，就永不可能不生病！西藏人相信佛法，所以對輪迴及因果業力是深信不疑的。如果想得到恆久的健康及福樂，就必需致力於醫好心中的「內病」！「外病」只會影響我們的今生，但

祈竹仁寶哲學習獸醫時所作之筆記手稿

貪、瞋、痴這三種「內病」卻會禍延未來生！

在治療學上，藏醫與西醫之理念是斷然不同的。在西醫中，一般是把病患視爲個體，但藏醫則把整個生理與心理組合視爲整體，二者在觀念上甚爲分歧。此外，藏醫認爲身體中有各大元素，它們的平衡就是健康的狀態；在元素不平衡時，就會對生理及心理健康帶來不良影響。在施療時，西醫著眼於病症上，致力於對付病症，其治療學之基本心態可說是「戰鬥型」的；藏醫及大部分古文化醫術則著眼於整體上，致力於令身體內各元素回復平衡的自然狀態，其神髓在乎平衡。同時，西醫體系很注重研究血液循環系統，藏醫則注重氣與脈的方面。在診病時，藏醫的第一步是先觀察病者的氣有何問題。絕大部份的病痛，歸根究底都是與氣及脈有關連的！透過調整氣脈，令其運作重回正常暢通之狀態，大部份的病都會轉好。西方醫學在很多方面都有卓著的見解及高超的學問，其儀器更是東方傳統醫學中沒有的，但西方醫學卻忽略了對氣脈這方面的學問，而氣脈卻是對身體健康有最關鍵性影響的。

結語

以上隨便談了一些有關西藏醫學的點滴。醫學是一門淵博的學問，大家若有興趣的話，應該更深入地去研究。

今天在場有不少醫師與醫科學生。衲想在此策勵一下這些聽眾；我們行醫的人，最重要的是要培養自己的慈悲心。如果缺乏了慈悲，不論你的醫學知識有多高，對病者來說並不能產生最大的利益！不要把病人視為一位顧客，甚至一件死物。如果能把每一位病人都視為自己的父母，這位醫師距離成為一位良醫的階段就不會遠了。

行醫的人，也不可以為自己是高高在上的布施者，也不應視病人為受益人。

在治療過程中，病者固然得到了救助，但醫師也得以實踐所長、積累功德，所以雙方其實都在受惠。此外，正在行醫的人也不要以為自己已經畢業。醫師的一生都應該是學習的過程！對醫者而言，實踐才是最好的學習方法。

對信仰佛法的醫師來說，應該視行醫為個人的修持；贈醫施葯是「布施」，堅持醫德是「持戒」，不畏辛苦及污穢是「安忍」，努力深造實踐是「精進」，專注於病人福樂是「禪定」，看透醫者、病者及治療過程三輪體空是「般若」。所以在行醫的生活中，「六度」都包括了在內！有些人以為唸咒、拜佛才是修持。其實只要有正確的發心，即使最凡俗的工作也可以被轉化為修持！醫師更是天天都有很多機會藉以利益眾生、積聚功德！這是佛教徒最理想的職業之一種。

對學習醫術的學生，衲要提醒你們不要輕視實踐而只懂重視書本上的文字。一個缺乏實踐經驗的醫師，就好比一個富賈的奴僕：一個奴僕或許能絮絮而談屋中每一件電器的價值、功能及來源，但這些東西都不是屬於他的。同樣地，一個只有從書本上學來之知識的醫師，儘管是滿腹學問，但面對一個病人時卻不能發揮最佳的治療！此外，醫科學生應該在決定學醫時就要視行醫為一種利益眾生的個人修持，而不單是一份糊口的職業。

對病者來說，在患病的時候，應該思維因果業力之教法，同時發願一切有情眾生都可以得樂離苦。要知道世間上的葯或許可以治癒今生中的疾病，但卻不能治好心靈上的貪、瞋、痴。只要我們一天還有這三種「心病」，就一天不會得到恆久的福樂。如果病情一時之間並不能痊癒，就不妨藉此機會體驗人生之苦及眾生的苦，這樣更可以培養自己的出離心及慈悲心！

世間的眾生都希望無苦而享樂，希望無病長壽。這種願望是無可厚非的。但單單有這個願望是不可能產生任何效果的！想要長壽的話，就必定要積聚長壽的因。在我們講究養生保健之餘，應該多行布施，廣作放生，努力令其他生命免於痛苦，這樣才是真正的延壽之道！

衲很高興今天有機會與各位醫師及學生見面交流。希望大家在聽完以後對古老的西藏醫學有更深一層的認識。

衲最後祝各位長壽健康，吉祥如意！

中英文西藏醫學書籍

《中國藏醫學》
蔡景峰編著
科學出版社

《西藏醫學》
蔡景峰編譯
西藏人民出版社

《藏醫・藏藥・藏醫院》
強巴赤列、占堆、郭翠蘭編著
西藏自治區藏醫院

《常用藏藥功效小冊》
格瓊編譯
西藏自治區藏藥廠

《藏醫大師措如才郎》
何開四、王躍、康網聯編著
四川民族出版社

《門孜康・西藏醫學曆算院手冊》
楊本嘉編譯

西藏醫學曆算院

《Health through Balance: Introduction to Tibetan Medicine》
Dr. Yeshi Donden編著
Snowlion Publications

《Lectures on Tibetan Medicine》
Dr. Lobsang Dolma Khangkar 編著
LTWA Publications

《Positive Health in Tibetan Medicine》
Vaidya B. Dash & Doboom Tulku 編著
Sri Satguru Publications

《Studies in Tibetan Medicine》
Elisabeth Finckh 編著
Snowlion Publications

The Tibetan Art of Healing
Ian Baker 編著
Chronicle Books

《The Tibetan Book of Healing》
Dr. Lobsang Rapgay 編著
Passage Press

Tibetan Medical Paintings
Gyurme Dorje 等編著

Serindia Publications

《Tibetan Medicine & Other Holistic Health-care Systems》

Tom Dummer 編著

Paljor Publications

《Tibetan Medicine: East meets West/West meets East》

Jurgen Aschoff 等編著

Fabri Verlag

《Journey into the Mystery of Tibetan Medicine》

Dr. T.D. Khangkar 編著

Yarlung Publications

藏醫所採用之部份藥材介紹

爲了讓讀者能對西藏醫學中之藥物學有更深一層的瞭解，編者在此節錄了部份藏醫所採用之藥材簡介以供參考。

藥物介紹中之「主治」欄所記錄的資料，是指該種藥物可用作治療該類病症之配方成份，並非指該項藥物在單獨使用時足能治療該類疾病。在植物藥類別中，藥物之「常用名稱」可能泛指多種同類植物，在「拉丁正名」一欄中，只列出其中一種以作參考。此外，植物的各種有用部份分別對各種病症有效用，例：冷杉，能用部份爲樹脂、種子及球果；樹脂消炎、治腎炎及痲病；種子治濕氣；球果能治關節炎等。但在其「主治」一欄中，編者只列此植物之所有採用部份之藥用療效，並未列明各部份之個別主治範圍。有關動物藥類別之處理分類亦採用同樣之概略方式而作介紹。

本書之正文中已提過：原始藥材必須經過適量的加工和淨毒程序方能使用。本部份所載資料只供讀者增廣見識，並非自行配藥治療之指引或教材。

註：此部份之資料節錄自蔡景峰主編之《中國藏醫學》一書。

植物類藥材

【常用名稱】冷杉　【藏藥正名】唐則
【拉丁正名】Abies delavayi Franch
【採用部份】樹脂、種子、球果。
【主　　治】消炎、痲病、關節炎、瘡瘍流膿、脘腹脹滿、小腸及膀胱疝氣等

【常用名稱】雲杉　【藏藥正名】仲美興
【拉丁正名】Picea smithiana (Wall.) Boiss

【採用部份】樹脂、種子、根皮

【主　　治】腎炎、痳病、皮癬、關節積黃水等

【常用名稱】圓柏　　【藏藥正名】秀巴

【拉丁正名】sabina tibetica kom

【採用部份】帶葉小枝、果實

【主　　治】肝熱、膽熱、肺熱、袪熱、利脈、月經不調、脾病、膀胱病等

【常用名稱】銀蓮花　　【藏藥正名】素嘎

【拉丁正名】Anemone demissa Hook. f.et Thoms.

【採用部份】果、果實、全草

【主　　治】止痢、化食，治消化不良、痢疾、中毒、各種寒症，外用治蟲蛇咬傷

【常用名稱】碱毛茛　【藏藥正名】索冬巴
【拉丁正名】Halerpestes cymbalaria (Pursh)Green
【採用部份】全草
【主　　治】清熱，治燒傷、燙傷等

【常用名稱】箭頭唐松草　【藏藥正名】斯拉納博曼巴
【拉丁正名】Thalictum prezwalskii Maxim.
【採用部份】花序、果實
【主　　治】舒肝、祛寒，治肝腫大、肝包蟲、風濕痛

【常用名稱】馬尾蓮　【藏藥正名】叉崗
【拉丁正名】Thalictrum baicalense Turcz.
【採用部份】根、根莖
【主　　治】瀉火解毒，治瘟病時疫、血熱、腸熱、黃疸、腸炎、痢疾

【常用名稱】腺毛唐松草　【藏藥正名】貢布莪整

【拉丁正名】Thalictrum foetidum L.

【採用部份】根、根莖

【主　　治】清熱解毒、涼血、治傳染性肝炎、結膜炎

【常用名稱】三葉紫堇　【藏藥正名】莪德哇

【拉丁正名】Corydalis hemidicentra Hand.-Mazz.

【採用部份】全草

【主　　治】利膽，治頭痛、流行性感冒

【常用名稱】角茴香　【藏藥正名】巴爾巴達

【拉丁正名】Hypecoum leptocarpa Hook.f.et Thoms.

【採用部份】全草

【主　　治】退燒止痛，治傳染性熱病、高燒、中毒性發燒、

肺炎咳嗽、咽喉痛

【常用名稱】草原老鸛草　【藏藥正名】喀圖曼巴
【拉丁正名】Geranium pratense L.
【採用部份】根
【主　　治】消腫，治肺炎、感冒、傳染病發燒、脈絡發燒、水腫

【常用名稱】垂果亞麻　【藏藥正名】日吉洒爾瑪
【拉丁正名】Linum nutans Mazim.
【採用部份】花、果實
【主　　治】通經活血、止痛，治子宮瘀血、經閉、經痛、身體虛弱、神經性頭痛

【常用名稱】蒺藜　【藏藥正名】色瑪拉高

【拉丁正名】Tribulus terrestris L.

【採用部份】果實

【主　　治】益腎、利水，治腎寒腰痛、營養不良性水腫

【常用名稱】木橘　【藏藥正名】無哇

【拉丁正名】Aegle marmelos(L.)Corr.

【採用部份】幼果

【主　　治】止瀉、止吐，治慢性寒、熱腹瀉、嘔吐

【常用名稱】花椒　【藏藥正名】葉爾瑪

【拉丁正名】Zanthoxylum bungeanum Maxim.

【採用部份】果實、莖枝皮

【主　　治】擴張血管、消積、殺蟲、止癢，治胃腹冷痛

寒濕痢疾、口內生瘡

【常用名稱】白雲香　【藏藥正名】白嘎爾
【拉丁正名】Boswellia carterii. Birdw.
【採用部份】樹脂
【主　　治】清熱、止痛，治炭疽病、疝氣病

【常用名稱】千金子　【藏藥正名】翃曼
【拉丁正名】Euphorbia lathyris L.
【採用部份】種子
【主　　治】清熱，治大便秘結

【常用名稱】余甘子　【藏藥正名】居如熱
【拉丁正名】Phyllanthus emblica L.
【採用部份】成熟果實
【主　　治】消積健胃、生津止渴，治血熱病、肝膽病、高血壓、

多血症、喉痛

【常用名稱】華麗風毛菊　【藏藥正名】莪吉秀

【拉丁正名】Saussurea superba Anthony

【採用部份】全草或地上部分

【主　　治】利尿，治腎型或心型水腫、腹水、膀胱炎、小便不利

【常用名稱】苞葉雪蓮　【藏藥正名】色堆嘎博

【拉丁正名】Saussurea obvallata(DC.)Sch.-Bip.

【採用部份】地上部分

【主　　治】舒經活絡，治癱瘓、癲癇、痲瘋病

【常用名稱】百合　【藏藥正名】達色美多

【拉丁正名】Lilium duchartrei Franch.

【採用部份】莖

【主　　治】潤肺止咳，治肺病咳嗽、體虛

【常用名稱】黃精　【藏藥正名】拉尼

【拉丁正名】Polygonatum catheartii Baker

【採用部份】根莖

【主　　治】滋補、延年益壽、溫胃、清熱，治虛勞咳喘、消化不良

【常用名稱】石斛　【藏藥正名】卜謝忞

【拉丁正名】Dendrobium nobile Linel.

【採用部份】全草

【主　　治】痔瘡、消化不良、胃潰瘍

動物類藥材

【常用名稱】花斑裸鯉　【藏藥正名】賽日尼阿
【拉丁正名】Gymnocypris ecklonі Herzenstein
【採用部份】肉、骨、膽汁
【主　　治】婦女病、腸胃病、水腫病、燒傷、白內障

【常用名稱】中國林蛙　【藏藥正名】貝哇
【拉丁正名】Rana tamporaria chensinensis David
【採用部份】全體（去內臟曬乾研粉）
【主　　治】身體虛弱、神經衰弱、腎臟病

【常用名稱】青海沙蜥　【藏藥正名】木巴
【拉丁正名】Phrynocephalus vlangalii Strauch

【採用部份】全體（去內臟）、尾、爪、血

【主　　治】滋補、壯陽、解毒，治寄生蟲引起的牙痛，陽痿、腎虛、內臟損傷

【常用名稱】灰沙燕　【藏藥正名】扣搭

【拉丁正名】Riparia riparia (Linnaeus)

【採用部份】肺、糞

【主　　治】肺膿腫、赤痢、慢性腹瀉。

【常用名稱】野牛　【藏藥正名】仲

【拉丁正名】Bos grunniens Linnaeus

【採用部份】角、骨、舌、骨髓、喉、心、睾丸

【主　　治】胃寒、胃瘤、食物中毒、皮膚病、甲狀腺腫、心絞痛、失眠、早泄

【常用名稱】藏羚　【藏藥正名】作

【拉丁正名】Pantholops hodgsoni Abel

【採用部份】角、油脂、血

【主　　治】消炎、止瀉、催產，治腹瀉、婦女病、痲瘋病

【常用名稱】麝　【藏藥正名】拉孜

【拉丁正名】Moschus sifanicus Buchner

【採用部份】香囊

【主　　治】解毒、殺菌消炎，治腎病、腦膜炎、感冒、白喉急性胃炎、止痛

【常用名稱】水獺　【藏藥正名】陝姆

【拉丁正名】Lutra lutra Linnaeus

【採用部份】肝、糞

【主　　治】眼疾、視物模糊、體虛水腫、尿閉、遺精、早泄、止血、子宮病

【常用名稱】禿鷲　【藏藥正名】夏果
【拉丁正名】Aegypius monachus (Linnaeus)
【採用部份】肉、胃、心
【主　　治】消化不良、痲病、咽喉疾病、消化道疾病、記憶力衰退

【常用名稱】枕紋錦蛇　【藏藥正名】曼朱
【拉丁正名】Elaphe dione (Pallas)
【採用部份】蛇肉（去頭尾）
【主　　治】明目、催產，治經閉、骨質增生、難產

【常用名稱】玉帶海雕　【藏藥正名】勒黑
【拉丁正名】Haliaeetus leucoryphus (Pallas)

【採用部份】肉

【主　　治】滋補、鎮靜安神，治精神病、體虛

礦物類藥材

【常用名稱】紅寶石　【藏藥正名】白瑪熱多

【拉丁正名】Rubra

【化學名稱】Al_2O_3

【主　　治】痲瘋、精神分裂、癲癇、中風等症

【常用名稱】藍寶石　【藏藥正名】安札奴拉

【拉丁正名】Sapphirum

【化學名稱】Al_2O_3

【主　　治】根治諸病病邪

【常用名稱】星光藍寶石　【藏藥正名】白哲牙

【拉丁正名】Sapphirum stellatum

【化學名稱】Al_2O_3

【主　　治】根治諸病病邪

【常用名稱】金剛石　【藏藥正名】道杰帕拉木

【拉丁正名】Adamas

【化學名稱】C

【主　　治】三大因素失調所致疾病

【常用名稱】綠松石　【藏藥正名】郁

【拉丁正名】Turquoicum

【化學名稱】$CuAl(PO)(OH) \cdot 5H_2O$

【主　　治】中毒症、肝熱病

【常用名稱】紫硇砂　【藏藥正名】卡日查
【拉丁正名】Halitum violaceum
【化學名稱】Nacl
【主　　治】升胃溫、助消化，治腹脹、腸鳴、積食不化

【常用名稱】光明鹽　【藏藥正名】佳木查
【拉丁正名】Sallucidum
【化學名稱】Nacl
【主　　治】寒性病、積食不化

【常用名稱】大青鹽　【藏藥正名】蘭查
【拉丁正名】Halitum
【化學名稱】Nacl

【主　　治】助消化，治痞結、喉炎

【常用名稱】芒硝　【藏藥正名】亞哇卡

【拉丁正名】Mirabititum

【化學名稱】$[Na_2SO_4]\cdot 10H_2O$

【主　　治】升胃溫、助消化、治胃寒、消化不良、便秘

【常用名稱】辰砂　【藏藥正名】覺拉

【拉丁正名】Cinnabaris

【化學名稱】HgS

【主　　治】舒筋活絡、堅骨補血，治筋絡疼痛、骨端鬆質缺血

【常用名稱】寒水石　【藏藥正名】君西

【拉丁正名】Calcitum

【化學名稱】$CaCO_2$

【主　　治】清熱、化痰、健胃、止瀉，治泄瀉、熱性病

【常用名稱】香花石　【藏藥正名】思惹嘎

【拉丁正名】Hsianghualitum

【化學名稱】$Li_2Ca_3[BeSiO_4]_3F_2$

【主　　治】解毒

【常用名稱】硼砂　【藏藥正名】查拉

【拉丁正名】Borax

【化學名稱】$Na_2B_4O_7 \cdot 10H_2O$

【主　　治】活血祛瘀、通便、生肌收口，治動脈硬化、經閉、便秘、黃水病

【常用名稱】鍾乳石　【藏藥正名】哇奴

【拉丁正名】Stalactitum

【化學名稱】$CaCO_3$

【主　　治】補筋絡、韌帶，治肌肉韌帶破裂

【常用名稱】孔雀石　【藏藥正名】汪痳

【拉丁正名】Malachitum

【化學名稱】$Cu_2[CO_3](OH)_2$

【主　　治】黃水病、睪丸病，有催吐作用

【常用名稱】滑石　【藏藥正名】哈西

【拉丁正名】Talcum

【化學名稱】$Mg_3[Si_4O_{10}](OH)_2$

【主　　治】脈管炎、傷口、筋絡病、眼病

【常用名稱】陽起石　【藏藥正名】銀西

【拉丁正名】Actinolitum

【化學名稱】$(Ca_2(Mg,Fe)[Si_4O_{11}]2(OH)_2$

【主　　治】清脈熱、癒頭傷，治頭骨傷裂

【常用名稱】方解石　【藏藥正名】只息嘎布

【拉丁正名】Calcitum

【化學名稱】$CaCO_3$

【主　　治】補腦、乾黃水

【常用名稱】青金石　【藏藥正名】木曼

【拉丁正名】Laguritum

【化學名稱】$Na_6Ca[AlSiO_4](SO4,Cl,S)_2$

【主　　治】清毒、排黃水，治痳瘋病、黃水病

【常用名稱】密陀僧　【藏藥正名】黨司爾
【拉丁正名】Lithargrum
【化學名稱】PbO
【主　　治】益骨、補骨，治骨病

【常用名稱】石棉　【藏藥正名】道吉
【拉丁正名】Asbestos
【化學名稱】$Mg_6[Si_4O_{10}][OH]_3$
【主　　治】補筋骨和韌帶、舒筋活絡，治筋骨病及韌帶、肌腱損傷

【常用名稱】黃丹　【藏藥正名】勒欠
【拉丁正名】Minium
【化學名稱】Pb_3O_4
【主　　治】排膿去腐、清肌肉血脈之熱，治傷口爛、肌熱、脈熱

【常用名稱】瑪瑙　【藏藥正名】思

【拉丁正名】Achates

【化學名稱】SiO_2

【主　治】癲癇病、中風，並防治精神分裂症

【常用名稱】紅銅　【藏藥正名】桑

【拉丁正名】Cuprum

【化學名稱】Cu

【主　治】清肺、肝熱、排膿去腐，治肺膿瘍、肺熱病、肝熱病、肝膿腫

【常用名稱】鐵　【藏藥正名】佳合

【拉丁正名】Ferrum

【化學名稱】Fe

【主　治】解毒、明目、利水消腫，治肝中毒、眼病、水腫

【常用名稱】錫　【藏藥正名】夏格爾
【拉丁正名】Cassiteum
【化學名稱】SnO_2
【主　治】祛腐生肌，外用治瘡瘍

【常用名稱】鋅　【藏藥正名】度查嘎布
【拉丁正名】Zincum
【化學名稱】Zn
【主　治】有明目退翳之效，治眼病、翳障

【常用名稱】黃矾　【藏藥正名】賽爾次
【拉丁正名】Fibroferritum
【化學名稱】$Fe_2O_3SO_3 \cdot 10H_2O$
【主　治】去腐肉，治瘤、口臭、傷口久潰不癒

【常用名稱】銀　【藏藥正名】歐

【拉丁正名】Argentum

【化學名稱】Ag

【主　治】排膿血、乾黃水，治黃水病、瘡瘍膿血、祛腐生肌

國際佛教聯盟

網址：http://www.b-i-a.net

國際佛教聯盟是一個非牟利的世界性佛教組織，由大藏寺法台祈竹仁寶哲之各地弟子創立。

國際佛教聯盟致力於在世界各地推廣正信佛教及心靈文化、提供僧伽教育、修建佛教寺院及佛學院、設立推行扶貧賑災及助學計劃、提供免費或低收費之貧民醫療服務，並出版推弘正法及與佛教有關之書籍。

國際佛教聯盟之根本寺院：

四川大藏寺

四川霞渡寺

國際佛教聯盟轄下屬會：

大藏寺基金會

色拉寺佛教大學祈竹樓
大藏寺佛心堂免費診療所
佛教顯密研修院（雪梨）
佛教顯密研修院（布里斯本）
佛教顯密研修院（柏斯）
佛教顯密研修院（露莎）
佛教顯密研修院（藍山）
佛教顯密研修院（達爾文）
佛教顯密研修院（新加坡）
佛教顯密研修院（溫哥華）
佛教顯密研修院（卡加里）
佛教顯密研修院（台北）
佛教顯密研修院（香港）

佛教顯密研修院（香港）

北角英皇道三七七號成明閣七字樓　查詢：9379 5735　傳眞：2591 6389

佛教顯密研修院香港分院爲國際佛教聯盟轄下屬會，由祈竹仁寶哲及其香港弟子於一九九五年創立，傳承依循格律派宗喀巴祖師法流，以四川大藏寺爲根本寺院。研修院定期舉行免費佛學講座、同修法會及興趣小組，並定期恭請大藏寺法台祈竹仁寶哲及其他高僧大德來港弘法開示。

如果您有興趣進一步得到本院活動及祈竹仁寶哲來港開示之資訊，請將以英文塡寫之姓名、電話、傳眞及地址寄往院址，本院將會寄奉逢單月印行之院訊。

大藏寺基金會

北角英皇道三七七號成明閣七字樓　查詢：9379 5735　傳眞：2591 6389

大藏寺基金會是國際佛教聯盟轄下之慈善團體之一，於一九九七年在香港註冊爲非牟利免稅團體（稅務局檔案號碼：91/4950）。本會之成立目的爲推廣心靈文化、重建國內失修之寺院、建立完整之僧伽教育、在國內之邊遠地區推行扶貧賑災及助學計劃、提供免費或低收費之邊遠地區醫療服務，並出版佛法及與佛教文化有關之書籍。

本會出版部一向重視所印書籍之內容及質素。如果您對這本書有任何意見，或發現有錯字情況，祈請把建議填於後列表格惠寄本會出版部，本會將於再版時更正，謹此鳴謝。

大藏寺佛心堂免費診療所

大藏寺基金會慈善項目

在內地的邊遠山區，有不少人居住於貧困而缺乏最基本診療設施之村落中。在患病時，他們往往要站在烈日當空的公路旁等待每天只一班次的公車，經數小時的顛簸車程到達縣城，再付上他們難以負擔的醫藥費，又再花上另一天的時間才能回到所居村落。在這裏，每年有很多人，因為沒有及時得到最基本的治療，病情越拖越重，甚至失去寶貴的生命！

大藏寺基金會慈善項目——佛心堂免費診療服務——正在致力於在貧困山區中開設免費診所，為四川阿壩藏族羌族自治州的山區居民提供基本的診治及藥物。

佛心堂現有（一九九九年十月）一間免費藏醫診所，並計畫於州內陸續開辦多間位於山區內的小型診所及流動診療車，提供免費藏醫及西醫診療施藥服務予有需要的村落，同時亦資助培訓西藏傳統醫學師。

居住在富裕地區的人，吃一頓飯所花的錢，或許就足以支付幾十位病人的醫藥所需！本會邀請您長期支持佛心堂免費診療服務，令有需要的病者得到適當的診治及關懷。

國家圖書館出版品預行編目資料

西藏醫學點滴／祈竹仁寶哲著. -- 初版. -- 新北市：
華夏出版有限公司, 2024.08
面； 公分. --（祈竹仁寶哲作品集；002）
ISBN 978-626-7393-53-6（平裝）
1.CST：藏醫

413.0926 113004488

祈竹仁寶哲作品集 002
西藏醫學點滴

著　　作	大藏寺 祈竹仁寶哲
出　　版	華夏出版有限公司
	220 新北市板橋區縣民大道 3 段 93 巷 30 弄 25 號 1 樓
	電話：02-32343788　　傳真：02-22234544
	E-mail：pftwsdom@ms7.hinet.net
印　　刷	百通科技股份有限公司
	電話：02-86926066 傳真：02-86926016
總 經 銷	貿騰發賣股份有限公司
	新北市 235 中和區立德街 136 號 6 樓
	電話：02-82275988　　傳真：02-82275989
	網址：www.namode.com
版　　次	2024 年 8 月初版一刷
特　　價	新臺幣 250 元（缺頁或破損的書，請寄回更換）

ISBN-13：978-626-7393-53-6